Fischer-Rizzi **Dufterlebnisse**

Susanne Fischer-Rizzi

Dufterlebnisse

Zeichnungen von Peter Ebenhoch

IRISIANA

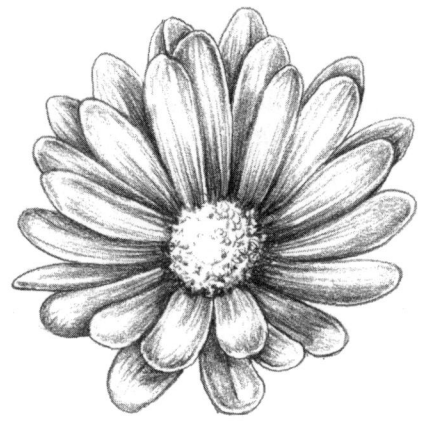

*Herzlichen Dank
allen meinen lieben Freunden,
Schülern und Schülerinnen, die mir
bei der Fertigstellung dieses
Buches geholfen haben.*

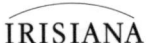

IRISIANA

Eine Buchreihe herausgegeben von
Rüdiger und Margit Dahlke

Die Deutsche Bibliothek – CIP-Einheitsaufnahme
Fischer-Rizzi, Susanne:
Dufterlebnisse / Susanne Fischer-Rizzi. Zeichn. von Peter
Ebenhoch. – 14. Aufl. – München : Hugendubel, 1994
(Irisiana)
ISBN 3-88034-774-3

14. Auflage 1994
© Heinrich Hugendubel Verlag, München 1987
Alle Rechte vorbehalten
Die bisherigen Auflagen sind im Joy-Verlag, Sulzberg erschienen.

Umschlaggestaltung: Zembsch' Werkstatt, München
Produktion: Tillmann Roeder, München
Satz: Uhl + Massopust, Aalen
Druck und Bindung: Spiegel Buch, Ulm-Jungingen
Printed in Germany

ISBN 3-88034-774-3

INHALT

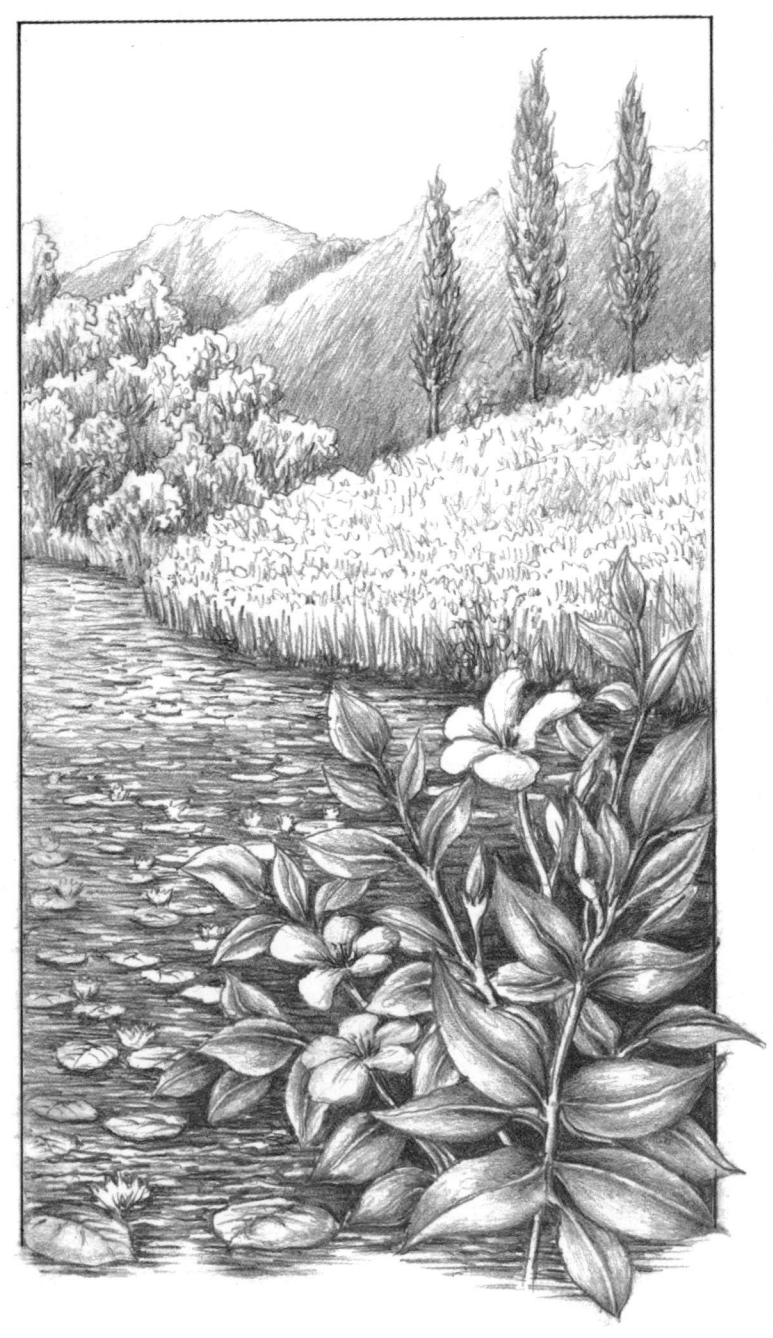

Immer der Nase nach

Sicher haben Sie schon viel gesehen. Und gehört haben Sie schon eine ganze Menge. Aber was haben Sie gerochen? Sie kennen dieses oder jenes Bild, eine Landschaft, ein Gesicht, Musikstücke, Lieder, Geräusche.

Doch an welche Gerüche erinnern Sie sich? Welche können Sie beschreiben? Sie werden merken, es ist gar nicht so einfach, Ihrem Geruchssinn auf die Schliche zu kommen.

Der Geruchssinn ist wie ein unentdecktes Land, ein weißer Fleck auf der Landkarte, und ich möchte Sie einladen, dorthin eine Abenteuerreise mit vielen Dufterlebnissen zu unternehmen.

Unser Fahrzeug ist unser Geruchssinn; er ist wie ein schnelles Auto, das wir bis jetzt nur auf „Sparflamme" gefahren haben. Wir nutzten nur den allerkleinsten Teil seiner Möglichkeiten. Und er wartet geradezu darauf, loszufahren! Sie werden merken: er lernt schnell, und schon nach kurzer Entdeckungsreise werden Ihnen die schönsten und spannendsten Dufterlebnisse begegnen.

Stecken Sie also Ihre Nase in Angelegenheiten, die Sie bis jetzt nichts angegangen sind. Stecken Sie sie in etwas, das Sie noch nie gerochen haben.

Zu Ihrer Anregung möchte ich Sie mit den herrlichsten Duftgeschenken der Natur bekannt machen, den Düften der Pflanzen, Essenzen oder ätherische Öle genannt. Lassen Sie sich von ihnen entführen, zum Beispiel in blaue Lavendelfelder oder in romantische Rosengärten, in dunkle Zypressenhaine oder zur Zitronenernte nach Sizilien. Schweben Sie in orientalische Paläste mit dem süßen Duft exotischer Blumen und aromatischer Hölzer. Oder lassen Sie sich vom aromatischen Duft der Gewürze oder der balsamischen Harze anregen. Gehen Sie einfach Ihrer Nase nach . . .

Ein Sommermorgen. Inmitten eines zauberhaft schönen Gartens streifen Sie von Blume zu Blume und atmen deren Düfte ein: süßer Jasmin, frischer Lavendel, würziger Thymian, zarte Rosen . . .

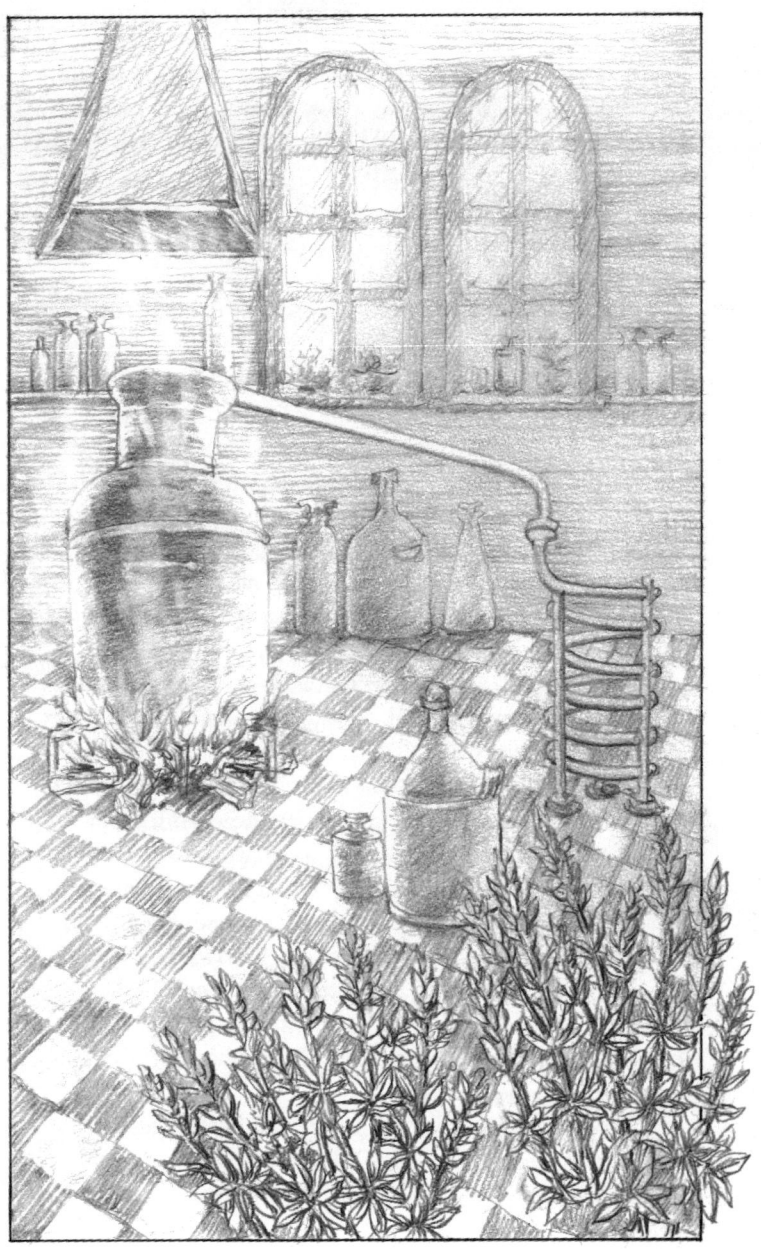

Stellen Sie sich vor, Sie könnten all diese herrlichen Blumen-
düfte einfangen und diese – wie den Geist in der Flasche – wieder befreien, wann immer Sie Lust dazu hätten. Zum Beispiel
an einem trüben Novemberabend oder an einem eiskalten Fe-
bruartag. Immer dann, wenn Sie sich nach den warmen, lieb-
lichen Düften des Sommers sehnen.

Sie können! Denn weise Alchimisten haben vor langer Zeit
auf der Suche nach der Seele der Pflanzen die hohe Kunst entdeckt, die Pflanzen ihrer Düfte zu berauben, ja diese sogar über
lange Zeit aufzubewahren. Im 11. Jahrhundert kam dieses Wissen nach Europa, als die Araber in Spanien und Südfrankreich
die ersten Universitäten gründeten. Auch die Kreuzfahrer
machten zu dieser Zeit in den östlichen Ländern zum ersten
Mal Bekanntschaft mit den wohlriechenden Essenzen und
brachten ihrer Herzensdame ein Fläschchen davon mit. Diese
war entzückt und wollte natürlich mehr davon. So gab es schon
Ende des 12. Jahrhunderts auch bei uns die ersten Parfümeure,
die diese kostbaren Duftstoffe herstellen konnten. Übrigens
haben die Ägypter schon 2000 Jahre v. Chr. das Geheimnis der
Duftstoffe gekannt, und man nimmt an, daß sie um die stark
desinfizierende Kraft der ätherischen Öle wußten und sie deshalb zur Mumifizierung gebrauchten.

Doch was war das Geheimnis? Wie konnte man die Duftstoffe der Pflanzen von diesen trennen und lagern?

Das, was den süßen Jasmin, den frischen Lavendel, den wür-
zigen Thymian duften läßt, sind winzige Öltröpfchen, die in den
Pflanzen eingelagert sind. Aufsteigender Wasserdampf kann
diese Öltröpfchen aus der Pflanze lösen und mit sich reißen.
Wenn Sie z. B. Kamillen mit heißem Wasser übergießen, so
reißt der aufsteigende Dampf den Kamillenduftstoff mit sich
und trägt ihn zu Ihrer Nase.

Die Alten nahmen also ein großes Gefäß, damals wie heute
Alambic genannt, füllten es mit Wasser und Pflanzen und schür-
ten darunter ein kräftiges Feuer. Der aufsteigende Wasserdampf reißt die ätherischen Öle mit sich und wird in einem

Rohr am oberen sich verjüngenden Ende des Alambic aufgefangen. Dieses Rohr wird mit kaltem Wasser gekühlt, so daß der Wasserdampf kondensiert. Aus dem nach unten verlaufenden Rohr tropft nun Wasser und Öl, das man in einem Gefäß auffängt. Da das Öl leichter ist als Wasser, wird es oben schwimmen, und man kann Wasser und Öl leicht voneinander trennen. (Nur in einigen Ausnahmen ist das Öl schwerer als Wasser, z. B. bei Zimtöl, und sammelt sich am Grunde des Auffanggefäßes.)

Auf diese Weise erhält man den konzentrierten Pflanzenduftstoff, das ätherische Öl. Eine himmlische Sache, und deshalb wurde sie ätherisch = himmlisch genannt.

Und wenn Sie davon ein paar Tropfen in Ihrer Duftlampe verdunsten, können Sie wirklich einen trüben Novembertag in einen fröhlichen Sommernachmittag verzaubern.

Noch heute werden ätherische Öle nach der alten oben beschriebenen Methode hergestellt – der Wasserdampfdestillation. Die Geräte sind ein wenig moderner geworden; statt Kupfer verwendet man heute Stahl, Inox, Glasgefäße.

Es ist unglaublich, welch große Mengen an Pflanzen gebraucht werden, um eine winzige Menge ätherisches Öl zu erhalten.

Für einen Liter Orangenblütenöl braucht man 1000 kg handgesammelte Orangenblüten!

Für einen Liter Jasminöl braucht man 8 Millionen Blüten.

Für einen Tropfen Rosenöl benötigt man 30 Rosenblüten.

Kein Wunder, daß echte ätherische Öle selten und teuer sind. Sie sind das hochprozentige Konzentrat aus vielen, vielen Pflanzen. Man nennt die ätherischen Öle deshalb auch Essenzen, denn sie sind das Essentielle, die Seele, die Persönlichkeit der Pflanze. Solch ein wertvolles Geschenk der Natur sollten wir mit Dankbarkeit verwenden.

13

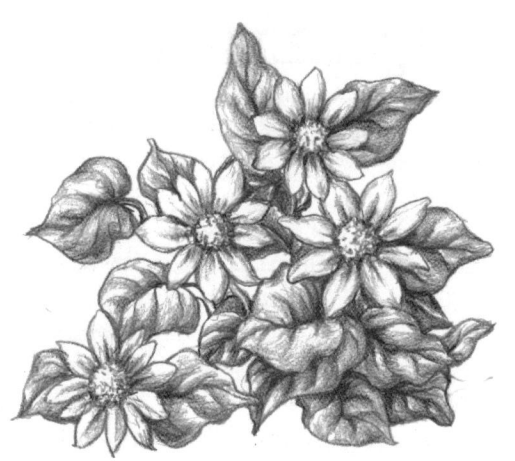

QUALITÄTS-
UNTERSCHIEDE

Da man, wie Sie nach der Lektüre des Vorhergegangenen wissen, große Mengen Pflanzenmaterial braucht, um ein paar wenige Tropfen reinen ätherischen Öles zu erhalten, kommt sicher so mancher auf die Idee, aus seinen, sagen wir, 2 Litern Jasminöl mit einem billigen Streckmittel 3 oder gar mehr Liter zu machen. Bei einem Marktpreis von ca. 5000 DM pro Liter ist dies eine sehr lukrative Sache.

Diese Idee ist sogar weit verbreitet, und überall dort, wo ätherische Öle erzeugt werden, wie z. B. in Frankreich, Italien, Marokko, Réunion usw., und dort, wo sie vertrieben werden, wie z. B. in Deutschland, England, USA usw., wird kräftig gestreckt. Die Fälscher von ätherischen Ölen stehen den Diamant- oder Bilderfälschern an Können nicht nach. Rund um die Welt gibt es die sogenannte Duftmafia, die Ihnen gerne ein synthetisches Öl für ein echtes verkaufen würde.

Was für die Aromatherapeuten, die nur reine ätherische Öle verwenden wollen, ein Fälscher ist, ist für die Parfümerie allerdings ein Könner. Denn für Parfüms werden schon lange nicht mehr die reinen, natürlichen Duftstoffe verwendet, sondern ihre synthetischen Nachbildungen (naturidentisch) oder ganz neue synthetische Kompositionen.

Für die Aromatherapeuten und alle, die von der Heilkraft des Lebendigen überzeugt sind, ist ein synthetisch gestrecktes oder gar vollsynthetisches Öl kein Heilmittel mehr. Es ist nicht die Seele der Pflanze, sondern ein totes Produkt. Die Ganzheit aller Wirkstoffe schafft die Qualität und nicht ein Teilbereich wie in den nachgebildeten Ölen.

Eine englische Aromatherapeutin verglich einmal ein synthetisches Öl mit einem Roboter und ein natürliches mit einem Menschen in seiner ganzen Vielfalt. Im Lavendelöl z. B. wurden bis jetzt 160 verschiedene Bestandteile gefunden. Es werden sicher noch mehr. Und dieses wunderbare Gefüge der vielen Einzelstoffe bewirkt die starke Heilwirkung dieses Öles. Ein nachgebautes Lavendelöl enthält dagegen nur einige der Hauptbestandteile.

Ein Laie kann die gekonnten Fälschungen von den echten Ölen schwer unterscheiden. So ist der Kauf von ätherischen Ölen für Sie Vertrauenssache und Sie sollten mißtrauisch die verschiedenen Anbieter beurteilen. (Siehe »Leitfaden für den Kauf von ätherischen Ölen« am Ende des Buches.)

Es gibt nur einen einzig sicheren Test, der gepanschtes und synthetisches Öl von natürlichem unterscheiden kann: ein Gaschromatograph kann ein ätherisches Öl in alle seine Bestandteile zerlegen und auf einem Bild sichtbar machen. Eine sichere, allerdings teure Methode.

Wenn Sie Wert auf reine ätherische Öle legen, kaufen Sie nur dort, wo man Ihnen die Reinheit der Öle garantiert.

Ein reines ätherisches Öl ist wie ein Bild alter Meister. Es hat Vorder- und Hintergrund, viele Licht- und Schattenpunkte, und man entdeckt immer wieder etwas Neues. Genauso kann Ihre Nase das Öl betrachten, beziehungsweise erschnuppern. Oft gibt es in einem ätherischen Öl etwas Vordergründiges, einen versteckten Hintergrund, etwas Süßes und Herbes zur gleichen Zeit... Je mehr Einzelteile durch die richtigen Herstellverfahren in dem Öl noch enthalten sind, desto vielfältiger und genialer ist das Duft-Bild.

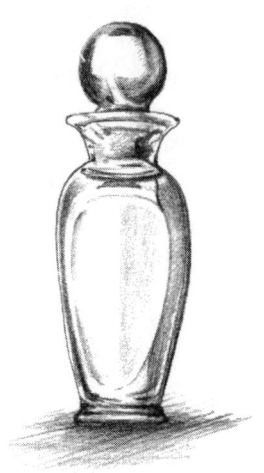

Bei der Wasserdampfdestillation werden die Inhaltsstoffe weitgehend geschont. Allerdings schafft mehr Hitze und Druck eine größere Ausbeute, aber es werden mehr Stoffe zerstört. Öle, die langsam und schonend destilliert werden, sind deshalb besser. Bei den Zitrusfrüchten sitzen die ätherischen Öle in der Schale. Man kann sie durch einfaches Auspressen und anschließendes Filtrieren erhalten. Zerdrücken Sie einmal eine Orangenschale nahe einer Kerze. Die leicht entflammbaren Öle verbrennen in kleinen, hellen Flammen. So werden Öle wie die aus Bergamotte, Zitrone, Orange, Mandarine und Pampelmuse durch Auspressen und nicht durch Destillation hergestellt. Da die Spritzmittel öllöslich sind, sollten dafür nur Früchte verwendet werden, die nicht gespritzt oder sonst behandelt wurden.

Einige Essenzen, wie zum Beispiel Jasmin, Magnolie und Tuberose, können nur mit Lösungsmitteln hergestellt werden. Die ätherischen Öle werden mit einem hochgiftigen Lösungsmittel, z. B. Hexan, aus den Pflanzen gelöst. Das Lösungsmittel kann mehr ätherisches Öl aus den Pflanzen reißen als der Wasserdampf. Hexan wird danach wieder abgedampft, es bleiben jedoch geringe Reste davon im ätherischen Öl. Auf diese Art hergestellte Öle sollten in der Aromatherapie nie innerlich eingenommen werden. Bevorzugen Sie Öle aus Wasserdampfdestillation und solche, die rückstandsgeprüft sind. Sie sollten deshalb Ihre ätherischen Öle und Mischungen nur bei Firmen kaufen, die selbst strenge Qualitätskontrollen durchführen.

WIE WIRKEN ÄTHERISCHE ÖLE?

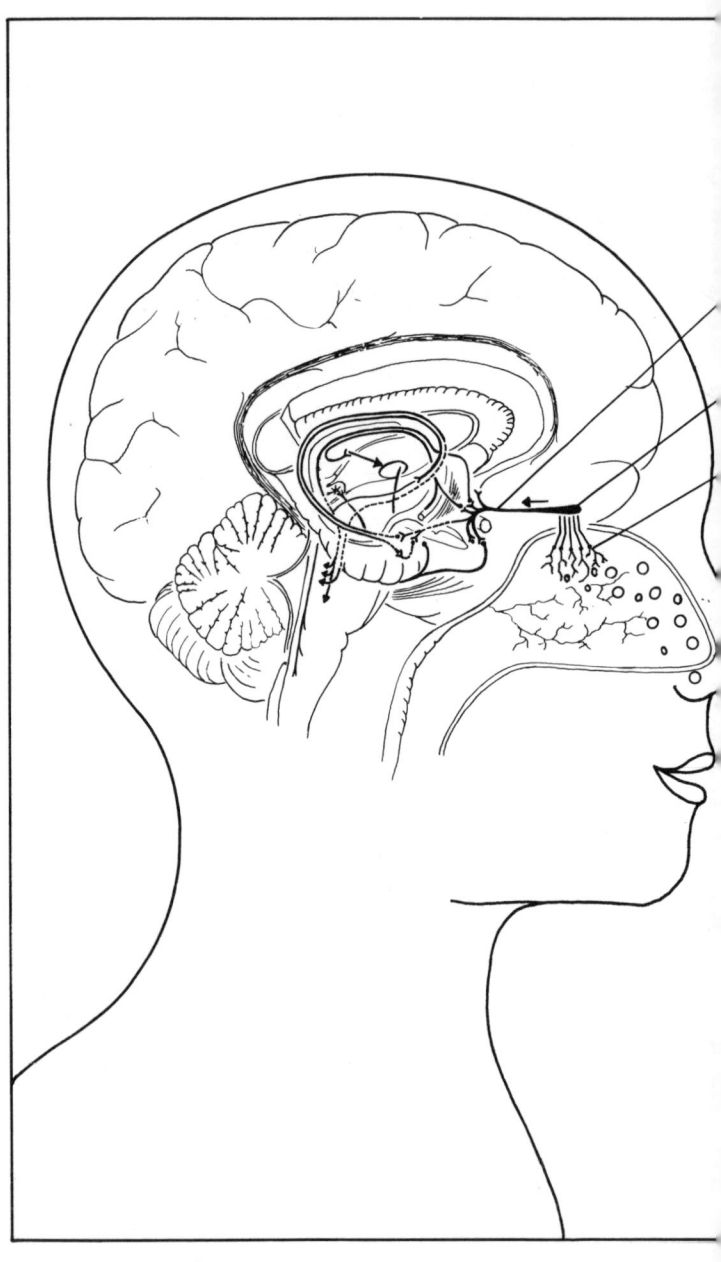

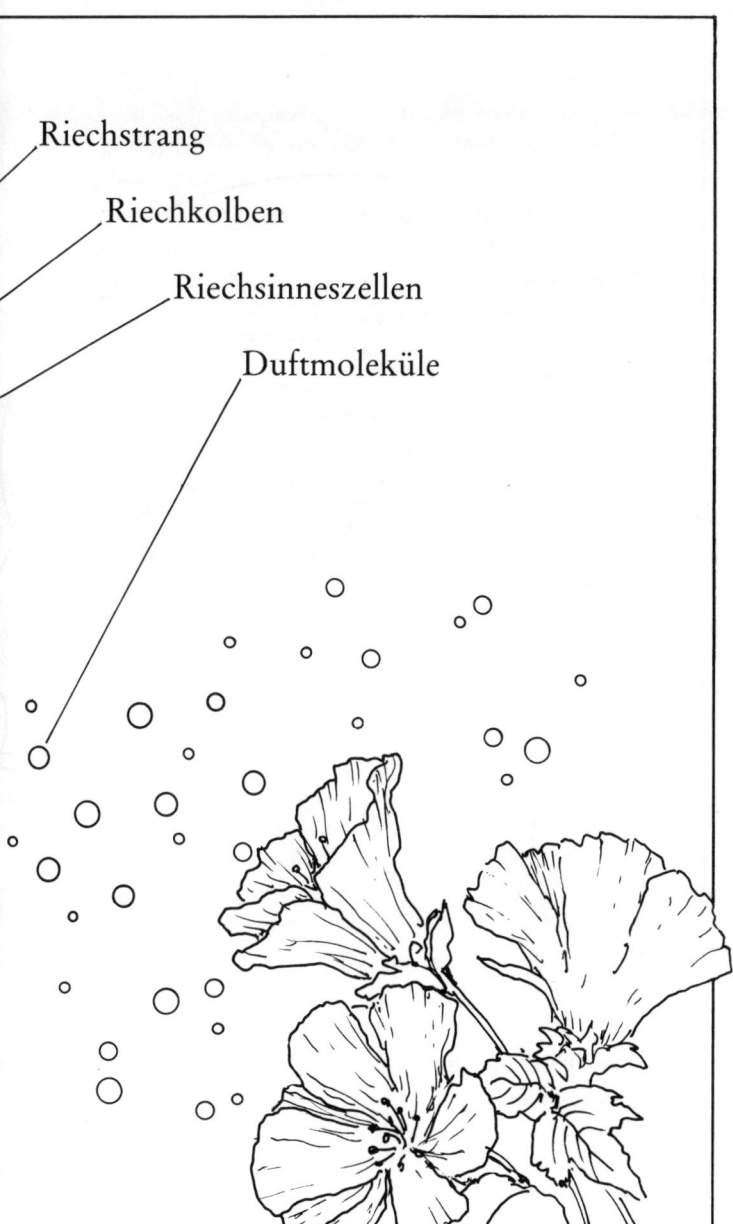

Riechstrang

Riechkolben

Riechsinneszellen

Duftmoleküle

Wenn wir den geheimen Mechanismen unseres Riechsinns nachforschen, dann machen wir eine spannende Reise ins Zentrum unseres Gehirns. Was wir riechen, hängt nicht nur mit unserer Nase zusammen, sondern diese führt uns direkt weiter in ein gigantisches Computerlaboratorium, das die aufgenommenen Düfte verwertet.

Unser Riechorgan in der Nase ist relativ klein. In der Kuppel der Nasenhöhle, etwa auf der Höhe unserer Augen, sitzen links und rechts je ein Stück Riechschleimhaut. Jede hat etwa die Größe einer Fünf-Pfennig-Münze. Die über 100 Millionen Zellen der Riechschleimhaut tragen jeweils ein Büschel von sechs bis acht Flimmerhärchen, die alle wie feinste Fühler eine Fülle von verschiedenen Duftinformationen aufnehmen können. Bei jedem Atemzug überprüfen diese unendlich feinen Fühler die Atemluft auf enthaltene Duftinformationen. Sechs- bis zwölfmal pro Sekunde. Mit jedem Atemzug erreicht uns also eine ungeheure Fülle an Informationen.

Die Riechschleimhaut ist die einzige Stelle im Körper, wo das Zentralnervensystem freiliegt, die direkt mit der Außenwelt in Kontakt steht, denn die Zellen der Riechschleimhaut sind Gehirnneuronen. Die Duftreize gelangen direkt ohne Umweg in die innersten Schaltzentralen des Gehirns. Beim Hören und Sehen werden die Reize durch höhergeordnete Gehirnzentren geprüft, gefiltert, „zensiert" und erst dann weitergeleitet.

Beim Sehen und Hören benötigen wir Energiereize wie Licht und Schall, beim Riechen genügt die bloße Anwesenheit eines Moleküls, um die Rezeptoren zu reizen. Ein Vorgang, den die Wissenschaft bis heute noch nicht ganz versteht. Die Aromatherapeuten sehen in den ätherischen Ölen konzentrierte Vitalkräfte, die, am Menschen angewandt, Selbstheilungskräfte und Lebensfreude wecken.

Die Gehirnneuronen in der Nase leiten mit ihren Sendefortsätzen die Reize durch eine dünne Knochenschicht, das Siebbein, unmittelbar an den Riechkolben. Dieser ist ein Teil des limbischen Systems.

Die Empfindlichkeit des Riechorgans beim Menschen ist zwar viel schwächer als bei den Tieren, aber dennoch beachtenswert hoch. So können wir z. B. Vanillin noch riechen in einer Konzentration von 0,000.000.002 Gramm pro Kubikzentimeter Luft!

Die Geruchsreize und -informationen werden direkt in den ältesten Teil unseres Gehirns, das limbische System, weitergeleitet, ohne zuerst an die Hirnrinde zu gelangen. Der Riechsinn ist deshalb von allen Sinnen der empfänglichste. Das Denkhirn des Menschen ist aus dem Riechhirn hervorgegangen, das wie die Wurzel eines Baumes ist, der tief in die Erde herabreicht. Das Denkhirn ist wie die Krone dieses Baumes. Unser Denkhirn bekommt Energie und Inspiration durch das Riechen. Deshalb können Düfte uns motivieren, erheitern, wohl tun, uns erfreuen. Die Dufterlebnisse reichen tief in die Wurzeln unseres Seins, stoßen dort auf Altes, Verborgenes, auf schlummernde Kräfte, auf den Ursprung unseres Bewußtseins und Denkens.

Die Wissenschaft lokalisiert im limbischen System unsere Motivation, Sympathie, Antipathie, Sexualität, Erinnerungen, Kreativität. Es ist die Steuerzentrale für das vegetative Nervensystem, das selbständig die gesamten Lebensvorgänge wie Atmung, Verdauung, Herzschlag, Hormonausstoß usw. regelt.

Die Duftmoleküle lösen Impulse aus, die im limbischen System Querverbindungen zu Erinnerungen und Emotionen schalten. Sicher ist es Ihnen schon einmal passiert, daß ganz unmittelbar ein Duft Bilder, Erinnerungen längst vergangener Situationen wachrief. Auf diese Weise können die Pflanzendüfte, die ätherischen Öle tief in die Steuerungsmechanismen unserer Seele eingreifen, ausgleichen, anregen und massiv die Selbstheilungskräfte aktivieren.

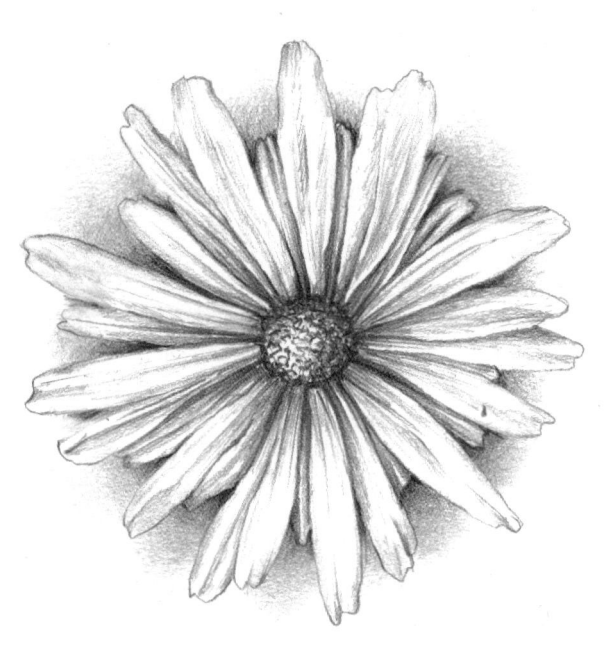

DUFT UND
MANIPULATION

Wenn wir die Zusammenhänge von Duftreiz und Gehirnreaktion kennen, kommt sicher auch die bange Frage: „Sind wir denn nicht über Düfte sehr stark manipulierbar?" Da die meisten Duftreize und die ausgelösten Reaktionen völlig unbewußt ablaufen, ist es tatsächlich leicht, uns mit Düften zu manipulieren.

Der Mensch hat seinen Duftsinn ursprünglich für ganz bestimmte Überlebensfunktionen erhalten. Um seine Nahrung zu prüfen, um z. B. gutes von bereits schlecht gewordenem Fleisch zu unterscheiden, gebrauchte er die Nase. Bis heute prüfen wir z. B. einen Becher Joghurt, ein Stück Käse, eine geöffnete Dose zuerst mit unserer Nase. So kann man uns mit guten Düften leicht dazu bringen, Nahrungsmittel zu kaufen, die minderwertig sind. Viele Nahrungsmittel die durch moderne Anbauweisen ihre naürlichen Aromastoffe verloren haben, werden mit synthetischen Duftstoffen versetzt. Schauen Sie einmal in Ihrem Supermarkt nach, wo überall Aromastoffe enthalten sind. Übrigens: „naturidentisch" ist synthetisch.

An mancher Stelle wurde sogar schon das Zeitalter der Düfte ausgerufen, aber es wird dabei sicher hauptsächlich an die Manipulation durch Düfte gedacht. Sie können sich kaum vorstellen, was heute alles künstlich beduftet wird, um Sie dazu zu bringen, diese Artikel einzukaufen oder sich darin wohl zu fühlen: Kleidung, Schallplatten, Möbel, Teppichböden, Autos, Handtaschen, Tierfutter, Büroräume, Kaufhäuser.

Trainieren Sie mit den natürlichen ätherischen Ölen Ihre Nase, und Sie werden bald so mancher „Duftfalle" auf die Schliche kommen.

LIEBE GEHT DURCH DIE NASE

Düfte waren die ersten Botschaften, die von Lebewesen zu Lebewesen, das heißt von Einzeller zu Einzeller getragen wurden. Lange bevor es Augen, Hände, Münder gab, war der Duftsinn erfunden.

In der sich langsam entwickelnden Tierwelt wurde der Riechsinn dazu erwählt, eine der wichtigsten Überlebensfunktionen anzuregen und zu erhalten: die Fortpflanzung. Bei fast allen Tieren spielt der Geruch eine zentrale Rolle im sexuellen Verhalten. Werbung, Paarfindung, Begattung, Aufzucht der Kleinen wird über Duftsignale geregelt.

Stellen Sie sich vor: das Seidenspinner-Männchen wittert seine angebetete Schmetterlingsdame noch auf zehn Kilometer Distanz gegen den Wind! Ihr Hund, der eine achthunderttausendmal empfindlichere Nase hat als Sie, riecht seine Hundefrau auf etwa drei Kilometer Distanz.

Und wie steht es mit uns Menschen? Können wir einen uns symphatischen Menschen erschnuppern? Und wie! Nur leider nehmen wir dies selten bewußt wahr und lassen uns meist „an der Nase herumführen". Der mögliche Abstand ist beim Menschen allerdings wesentlich kleiner als bei den Tieren.

In unserer Haut sitzen Schweißdrüsen, die einen ganz persönlichen Individualgeruch produzieren. Dieser Duft verändert sich in Nuancen auch bei verschiedenen Stimmungs- und Krankheitslagen. Streß oder Aggression schaffen einen anderen Geruch als eine ausgeglichene heitere Stimmung. Früher kannten die Ärzte noch den eigenen Geruch bestimmter Krankheiten. Diabetes z. B. riecht völlig anders als Krebs.

Am Angstschweiß erkennen Hunde und Pferde unsere Angst.

Der Individualgeruch dient auch bei uns Menschen als feinstes Kommunikationssystem: „Wir können jemanden nicht riechen" oder „wir haben die Nase voll" von ihm, oder wir gehen „einfach der Nase nach".

Mitte der 70er Jahre hat man im menschlichen Achselschweiß Substanzen gefunden, die dem männlichen Sexualhormon Testosteron sehr ähnlich sind. Weiterhin entdeckte man, daß

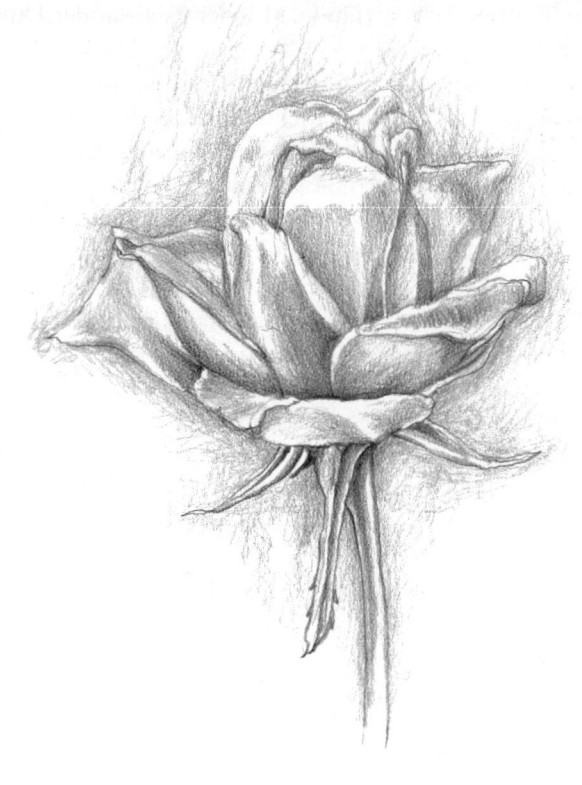

auch die Steuerung des Menstruationszyklus der Frau über menschliche Düfte gesteuert wird.

Forschungen an der Universität in Kiel scheinen die Vermutung zu erhärten, daß Tiere den Immuntyp anderer Artgenossen riechen können und dies anscheinend auch eine menschliche Fähigkeit ist. Pheromone nennt man inzwischen jene Duftsignale, die bei Tieren und Menschen spezielle Informationen zum Artverhalten übertragen. Viele Pflanzendüfte enthalten Pheromone, sie wirken wie die menschlichen Körperdüfte auf die Zentren unserer Motivation und Sexualität. So können die ätherischen Öle Signale für Sinnlichkeit, Lebensfreude und Heilung setzen.

GESUNDHEIT FÜR KÖRPER UND SEELE

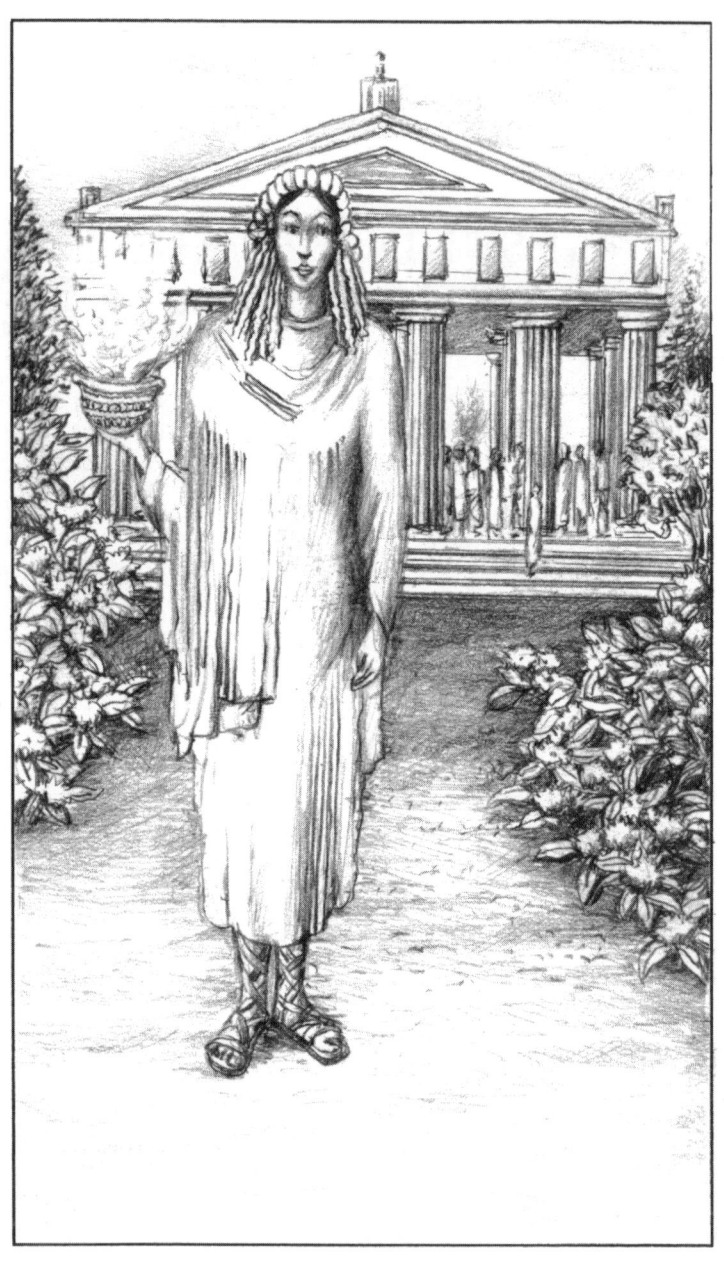

Die Aromatherapie, das Heilen mit den Düften der Pflanzen, gewinnt mehr und mehr an Bedeutung. Sie zählt zu den sogenannten sanften Therapien. Und doch könnte man sie mit einer „Lokomotive in Watte" vergleichen: Die Anwendungen sind sanft, die Wirkung kann durchschlagend sein.

Aromatherapie, das ist das Einatmen von natürlichen Düften, Massage mit wohlriechenden Ölen, duftende Bäder und das Einnehmen der Essenzen in winzigen Mengen. Die Behandlung von Krankheiten mit ätherischen Ölen gehört in die Hand von erfahrenen und ausgebildeten Therapeutinnen und Therapeuten. Bitte suchen Sie in diesem Fall einen Arzt oder einen Heilpraktiker auf. Selbst angewendet können die Essenzen Krankheiten vorbeugen, indem sie harmonisierend und stärkend auf Körper wie Seele einwirken.

Daß die Pflanzen in ihren Düften eine starke Heilkraft verbergen, das wußten die Menschen schon vor Jahrtausenden. In Ägypten war die Wissenschaft um die aromatischen Kräuter hoch entwickelt. In ihrer Heilkunde hatten die ätherischen Öle ihren festen Platz. Ein altes ägyptisches Wort sagt: „Kein Tag ist glücklich ohne Wohlgerüche." Wir sprechen heute von der psychosomatischen Wirkung der ätherischen Öle, ihrer gleichzeitigen Wirkung auf Körper und Geist.

Die starken, desinfizierenden Kräfte der Öle aus Zedernholz, Myrrhe und Zimt nützten die Ägypter zum Einbalsamieren, um den Zerfall der Toten zu verhindern. Auch in den alten Kulturen des Zweistromlandes, in China und Japan war die heilende Kraft der Düfte bekannt und wurde viel gebraucht.

Für die Griechen waren die Duftstoffe das süße Geheimnis der Aphrodite, der Göttin der Liebe. Ihre Magd, die Nymphe Aeone, soll dieses Geheimnis den Menschen preisgegeben haben.

Vielleicht hat sie es den Priesterinnen verraten, denn in den Heilzentren des antiken Griechenlands, wie Epidauros, sollen sie es gewesen sein, die die duftenden Essenzen zubereitet und an die Kranken weitergegeben haben. Sicher haben auch unsere Vorfahren von der wohltuenden Wirkung der Düfte gewußt. Sie haben aromatische Hölzer, Harze, Pflanzenteile ins Feuer geworfen, auf heiße Steine gelegt oder auf die Ofenplatte gestreut und sich an den aufsteigenden Düften geheilt und gelabt.

Erst relativ spät kam das Wissen um die Kunst der Herstellung von duftenden Essenzen nach Europa, zuerst nach Spanien und Südfrankreich. (Noch heute ist Südfrankreich ein Zentrum für Anbau und Verarbeitung der aromatischen Pflanzen.) In Frankreich wie auch in England und Italien gibt es heute viele praktizierende Aromatherapeuten und Aromatherapeutinnen. Hier in Deutschland ist die Aromatherapie gerade erst angekommen.

Die Wirkung der ätherischen Öle läuft auf zwei Ebenen. Der seelischen und der körperlichen. Die Priester, Heiler, Alchimisten früherer Zeiten wußten, daß sie mit dem ätherischen Öl die Persönlichkeit, die Seele der Pflanze erhielten. Diese Pflanzenseele kann auf die Seele der Menschen eine starke Wirkung haben – meist eine ausgleichende, harmonisierende.

Auch heute wissen wir von dem starken Einfluß der Düfte auf unsere Stimmungen, unsere Seele. Das Erleben angenehmer Gerüche beeinflußt unser Gemüt, unsere Erinnerung. Es weckt unsere Lebensfreude und körperliches Wohlbefinden stellt sich ein. Die eigene innere Heilkraft wird gestärkt. Die starke Wirkung der Essenzen auf unser Gehirn wird zur Zeit vermehrt wissenschaftlich erforscht. Die Aromatherapie arbeitet schon lange mit diesem Wissen.

Viele Krankheiten werden „vom Gehirn gemacht". Wir haben in unserem Kopf bestimmte Programme, Einstellungen, die eine Krankheit formen. Angst Traurigkeit, Depression, Geiz, Ärger, Anspannung und Streß bilden den Nährboden für körperliche Beschwerden. Mit den Essenzen können wir unser Gehirn umstimmen, um das Krankheitsprogramm zu ändern, aufzulockern. Wer könnte beim Duft einer Rose der Heiterkeit wiederstehen?

Die ätherischen Öle werden heute von vielen Psychotherapeuten zur Unterstützung ihrer Therapie erfolgreich verwen-

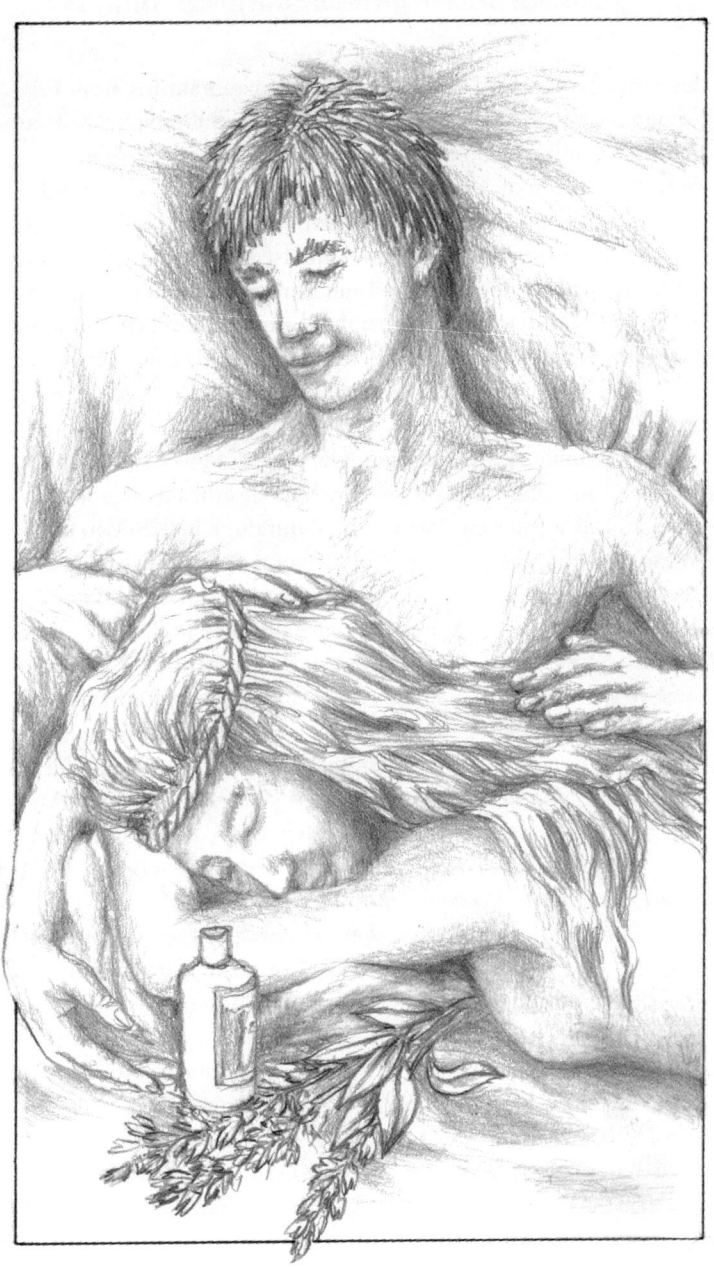

det. Die Düfte können helfen, längst Vergessenes und Verdrängtes hervorzuholen, Angstzustände und Depressionen zu mildern, sie können Mut und Lebensbejahung steigern. Während der Schwangerschaft und der Geburt helfen sie der Frau, entspannt zu bleiben, und in der Sterbehilfe werden sie eingesetzt, um die Angst vor dem letzten Weg abzubauen.

Das Einatmen der Düfte wirkt außerdem direkt auf unsere Atmung. Wenn Sie mit dem Auto aus der Stadt herausfahren und in einem schönen Tannenwald aussteigen, dann wird Ihre erste Reaktion sicher ein tiefer Atemzug sein. Sie lassen Ihren Brustkorb etwas weiter werden als in der Stadt. Atmen ist gleich riechen und mit angehaltenem Atem riechen wir nichts. Eine oberflächliche Atmung, ein enger Brustkorb schaffen ein bestimmtes Lebensgefühl, eine Einstellung, die zu bestimmten Krankheiten führt. Angst kommt von Enge. Die ätherischen Öle können unsere Atmung beeinflussen, wie die Wirkung der hohen Konzentration von ätherischem Öl in einem Tannenwald zeigt.

Sie können mit einer Duftlampe in Ihrem Raum das Klima so verändern, daß Sie dabei auch Ihre Atmung anregen, vertiefen. Besonders die Öle aus Nadelbäumen wirken auf unsere Atmung, die Bronchien, die Lungen: Latschenkiefer, Meerkiefer, Zirbelkiefer, Zeder, Zypresse. Sie sind besonders angenehm in der Duftlampe vermischt mit den Ölen aus Zitrone, Lemongrass, Verbena. So können wir mit einer Duft- oder Aromalampe die Luft zum Träger eines Heilmittels machen.

Bei Bädern und Massagen mit ätherischen Ölen wirken die Öle über den Duft auf der psychischen Ebene, aber auch direkt auf unseren Körper. Die ätherischen Öle haben die Fähigkeit, unsere Haut zu durchdringen, um über den Blutkreislauf im ganzen Körper verteilt zu werden. Sie werden hauptsächlich über die Nieren wieder ausgeschieden. So kreisen die ätherischen Öle schon 10–15 Minuten nach dem Auftragen auf der Haut in unserem Körper. Eine Massage und auch ein Bad mit verdünnten ätherischen Ölen ist somit eine Heilbehandlung für Körper und Seele.

VERWENDUNG
DER ÄTHERISCHEN ÖLE

Sie haben sich vielleicht einige Fläschchen ätherischer Öle oder auch Mischungen besorgt; in diesem Kapitel möchten wir Ihnen aufzählen, was Sie alles damit machen können.

1. DIE DUFTLAMPE

Dies ist eine der schönsten Anwendungen der Pflanzendüfte. Licht, Form und Duft wirken zusammen und schaffen so eine sehr angenehme Raumatmosphäre. Die ätherischen Öle können auf unsere Psyche wie auch auf den Körper, speziell die Atmungsorgane, wohltuend einwirken.

Füllen Sie die Schale der Lampe mit Wasser und geben Sie 5–10 Tropfen ätherisches Öl dazu. Je nach Raumgröße und gewünschter Duftintensität. Die Wärme von Kerze oder Glühbirne läßt Wasser und ätherisches Öl verdunsten. Da die ätherischen Öle sehr flüchtig sind (wenn Sie das Fläschchen nicht verschlossen aufbewahren, verflüchtigt sich das Öl), wird schon nach kurzer Zeit ein angenehmer Duft den Raum erfüllen. Unangenehme Gerüche, wie z. B. Zigarettenrauch, verschwinden.

Die Wahl der ätherischen Öle in der Duft- oder Aromalampe hängt ganz davon ab, in welchem Raum Sie diese aufstellen. Im folgenden einige Vorschläge. Die angegebenen Öle können einzeln oder in Mischungen verwendet werden.

Lassen Sie sich von Ihrer Nase leiten; richtig ist, was Ihnen gefällt. Und vergessen Sie nicht: Essenzen sollten nicht verschwendet werden. Verwenden Sie nur wenig, meist gilt der Grundsatz: Weniger ist mehr. Eine psychische Wirkung der Essenzen ist gerade bei niedriger Dosierung zu erwarten.

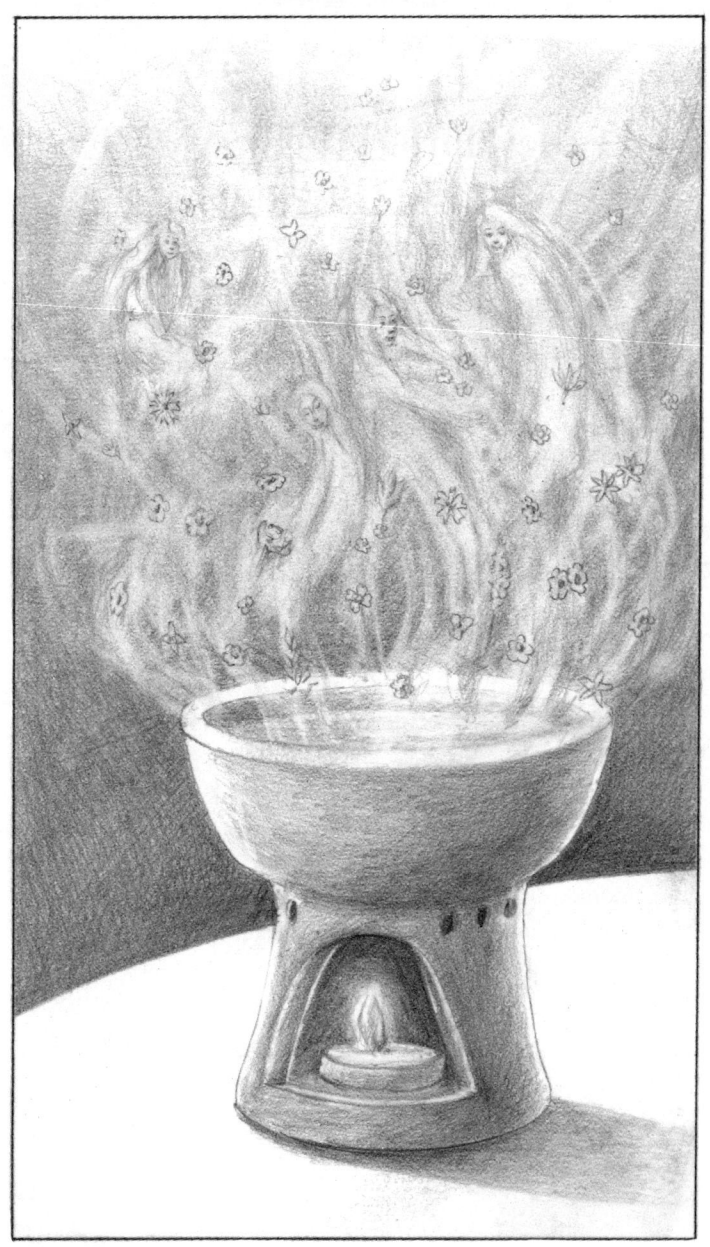

Bewährte Mischungen
für die Duftlampe

Im Wohnbereich

Öle mit harmonisierender Wirkung, die eine freundliche und entspannende Atmosphäre schaffen:

Bergamotte	Myrte
Geranie	Neroli
Lavendel	Orange
Melisse	Petit Grain
Palmarosa	Zeder
Rose	

Rezept I

Geranie	3 Tropfen
Rose	1 Tropfen
Zeder	5 Tropfen

Rezept II

Bergamotte	6 Tropfen
Neroli	2 Tropfen

Im Arbeitsraum

Öle mit anregender, erfrischender Wirkung, die die Konzentrationsfähigkeit stärken und Müdigkeit vorbeugen:

Bergamotte	Petit Grain Citronier
Eisenkraut	Zirbelkiefer
Grapefruit	Zitrone
Lemongrass	Nanaminze

Rezept I

Bergamotte	5 Tropfen
Eisenkraut	5 Tropfen

Rezept II

Zirbelkiefer	5 Tropfen
Zitrone	5 Tropfen

Im Schlafzimmer

Öle mit beruhigender, schlaffördernder Wirkung für den sanften Ausklang des Tages:

Rosengeranie	Neroli
Lavendel	Orange
Melisse	Petit Grain Clementine
Zeder	Rose

Rezept I

Neroli	5 Tropfen
Lavendel	7 Tropfen

Rezept II

Lavendel	5 Tropfen
Rose	2 Tropfen

Öle mit sinnlicher Wirkung:

Ylang-Ylang
Sandelholz
Neroli
Rose

Rezept I

Ylang-Ylang	2 Tropfen
Sandelholz	5 Tropfen

Rezept II

Neroli	2 Tropfen
Sandelholz	5 Tropfen
Zeder	2 Tropfen
Rose	2 Tropfen

Im Kinderzimmer

Als „Betthupferl", zum Kindergeburtstag usw. Düfte, die die Kleinen mögen:

Clementine
Honigöl
Mandarine
Orange
Zimt

Rezept

Orange	7 Tropfen
Zimt	2 Tropfen

oder zur Unterstützung bei Krankheit:

Kamille	bei Magen-Darm-
Fenchel	beschwerden, besonders
Koriander	bei Krämpfen

Eukalyptus	bei Husten und
Cajeput	bei Erkältung
Niaouli	
Myrte	

Rezept: gegen Husten

Thymian, weiß	1 Tropfen
Zirbelkiefer	3 Tropfen

Im ganzen Wohnbereich

Zum Reinigen der Luft nach starkem Rauchen, nach Krankheit usw.:

Salbei
Zirbelkiefer
Lemongrass
Wacholder

Zum Vertreiben von Fliegen und Moskitos

Eukalyptus
Geranie
Lemongrass
Nelke
Zeder

2. INHALATION

In ein Gefäß mit heißem Wasser, ca. 2–3 Liter, werden einige Tropfen ätherisches Öl geträufelt. Einzeln oder in Mischung. Atmen Sie die aufsteigenden Dämpfe tief ein. Sie können auch ein einfaches Inhalationsgerät (aus der Apotheke oder Drogerie) verwenden. Füllen Sie heißes Wasser ein und geben Sie die ätherischen Öle dazu, ca. 3–5 Tropfen.

Bei akuten Erkrankungen sollten Sie die Inhalation 2–3 mal täglich durchführen. Hilft bei Schnupfen, Grippe, Erkältungskrankheiten.

Öle für Inhalationen:

Eukalyptus	Latschenkiefer
Kamille	Meerkiefer
Thymian	Minze
Tea-Tree	Myrte
Zirbelkiefer	Wacholderbeere
Zeder	Zitrone

Rezept

Eukalyptus	2 Tropfen
Latschenkiefer	2 Tropfen
Zitrone	2 Tropfen

Trockene Inhalation:

Geben Sie ca. 5 Tropfen ätherisches Öl auf ein Taschentuch. Halten Sie dieses dirckt vor die Nase und atmen Sie tief ein. Sie können die gleichen Öle wie bei der Inhalation mit Wasser verwenden.

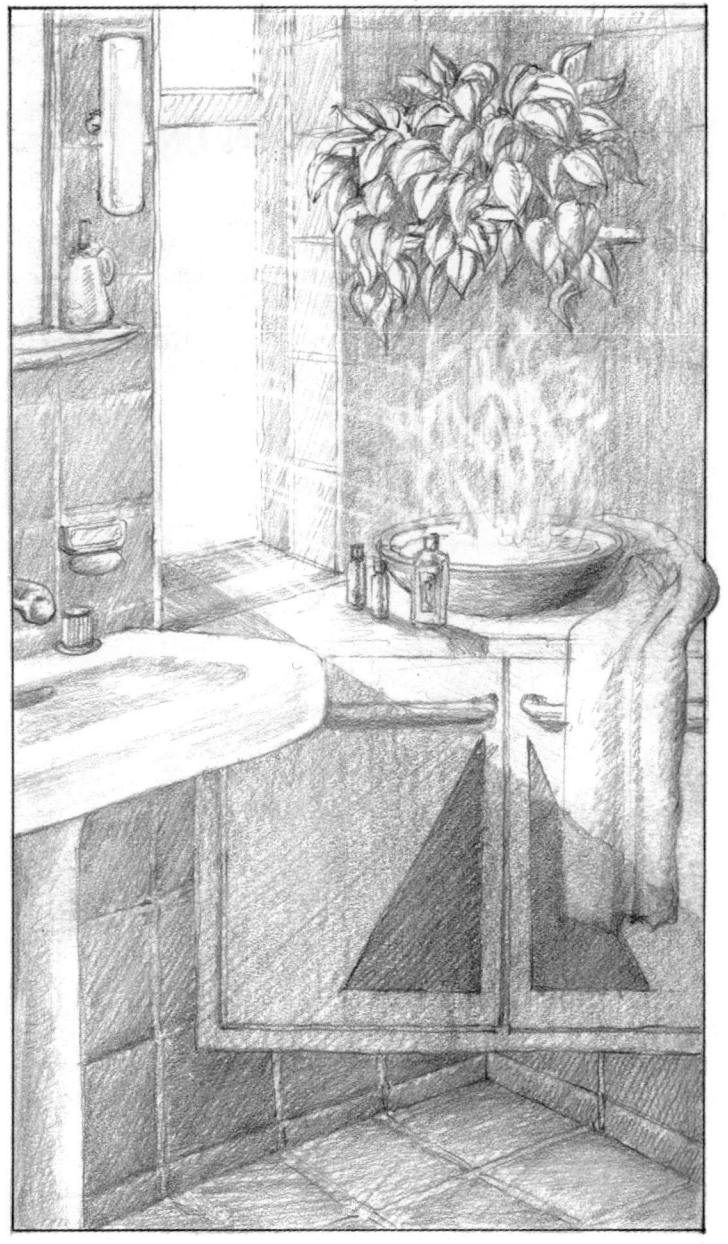

3. IN DER SAUNA

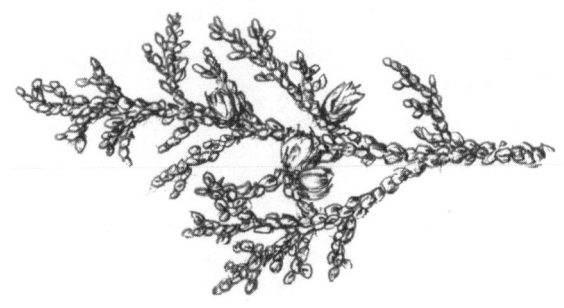

Die meisten im Handel befindlichen Saunaaufguß-Mischungen enthalten minderwertige Öle, teils synthetisch, Alkohol, Farbstoffe, Emulgatoren. Mit reinen ätherischen Ölen können Sie selbst einen hochwertigen Saunaaufguß bereiten. Geben Sie ca. 5 Tropfen, einzeln oder gemischt, auf eine Kelle Wasser und gießen Sie diese über die heißen Steine auf dem Saunaofen. Bitte die Öle nie ohne Wasser auf die Steine geben! Sie sind entflammbar.

Eisenkraut	Myrte
Eukalyptus	Salbei
Latschenkiefer	Wacholder
Meerkiefer	Zirbelkiefer
Zitrone	Zeder

Rezept:

Eisenkraut	1 Tropfen
Eukalyptus	2 Tropfen
Zeder	1 Tropfen
Zitrone	1 Tropfen

46

4. KOMPRESSEN

Helfen bei Hautproblemen, Schlaflosigkeit, nervöser Anspannung, Erkältung, Kopfschmerzen.

Geben Sie in eine Schüssel mit ca. 2 Liter heißem Wasser 2–4 Tropfen ätherisches Öl, das Sie vorher mit einem Eßlöffel flüssigem Honig verrühren. Tränken Sie darin ein kleines Handtuch. Auswringen und gut warm auf das Gesicht auflegen. Gönnen Sie sich ca. 10 Minuten Entspannung und legen Sie sich dazu hin.

Ätherische Öle bei verschiedenen Hautproblemen:
Genaue Auflistung bei Kapitel „Gesichtsöle".

Heiße Kompressen entspannen und entkrampfen, z. B. bei Muskelverhärtung, Krämpfen während der Menstruation, Hexenschuß. Kompresse auf der jeweiligen Körperstelle auftragen. Verwenden Sie dazu diese Öle einzeln oder in Mischung:

Kamille	Lavendel
Majoran	Rosmarin

Zur Entspannung im Magen-Darm-Bereich:

Anis	Fenchel
Koriander	Rosmarin

Sie können die Wärmewirkung noch mit einer heißen Wärmflasche und einer zusätzlichen Abdeckung mit einem Handtuch oder einer Wolldecke verstärken.

47

Kompressen mit kaltem Wasser

helfen bei Fieber, Kopfschmerzen, nach zu starker Sonnenein-
wirkung und erfrischen bei heißem Sommerwetter. Verwenden
Sie dazu:

Lavendel
Rose
Melisse
Petit Grain
Zitrone

5. BÄDER

Ätherische Öle vermischen sich nicht mit Wasser. Die meisten im Handel angebotenen Bäder enthalten künstliche Emulgatoren, d. h. Stoffe, die Wasser mit Öl verbinden. Sie können sich Ihr eigenes Bad mit natürlichen Emulgatoren und reinen ätherischen Ölen leicht selbst mischen und erhalten so eine wunderbare hautpflegende und herrlich duftende Bademischung, die wohltuend und heilend auf Körper und Seele wirkt.

Honigbad

Honig kann die ätherischen Öle für Ihr Bad mit dem Wasser verbinden. Er ist zudem sehr hautpflegend.

Verrühren Sie ca. 10 Tropfen ätherisches Öl oder eine Mischung mit 3–4 Eßlöffeln flüssigem Honig. Den Honig in die Badewanne geben, Wasser einlaufen lassen.

Sahnebad

Auch Sahne ist ein natürlicher Emulgator. Baden Sie wie Kleopatra in Duft und Sahne. In 3–4 Eßlöffeln Sahne werden ca. 10 Tropfen ätherisches Öl verrührt. Sehr hautpflegend, besonders bei trockener Haut.

Schaumbad

Die ätherischen Öle lösen sich durch Verschütteln in flüssiger Seife. Besorgen Sie sich eine flüssige, nicht duftende Seifengrundlage mit einem hautfreundlichen PH-Wert (in Naturkostläden und Reformhäusern). Verschütteln Sie in einer Flasche ca. 4–5 Eßlöffel Seifengrundlage mit ca. 10 Tropfen ätherischem Öl.

Hier sind einige Vorschläge für Ihre Bademischungen. Die Öle können einzeln und auch in Mischungen verwendet werden.

Entspannendes Bad am Abend

Bergamotte	Melisse
Geranie	Majoran
Ho-blatt	Sandelholz
Kamille	Orange
Lavendel	Petit Grain Clementine
Linaloeholz	Honigöl
Rose	

Rezept: Abendbad

Sandelholzöl	5 Tropfen
Orangenöl	5 Tropfen

Mit 3 Eßlöffeln Honig verrühren.

Erfrischendes, stärkendes Bad

Bergamotte	Myrte
Eisenkraut	Petit Grain
Wacholder	

Kreislaufanregendes Bad

Rosmarin	Wacholder
Wiesenkönigin	Zitrone

Entschlackend und durchblutungsfördernd.

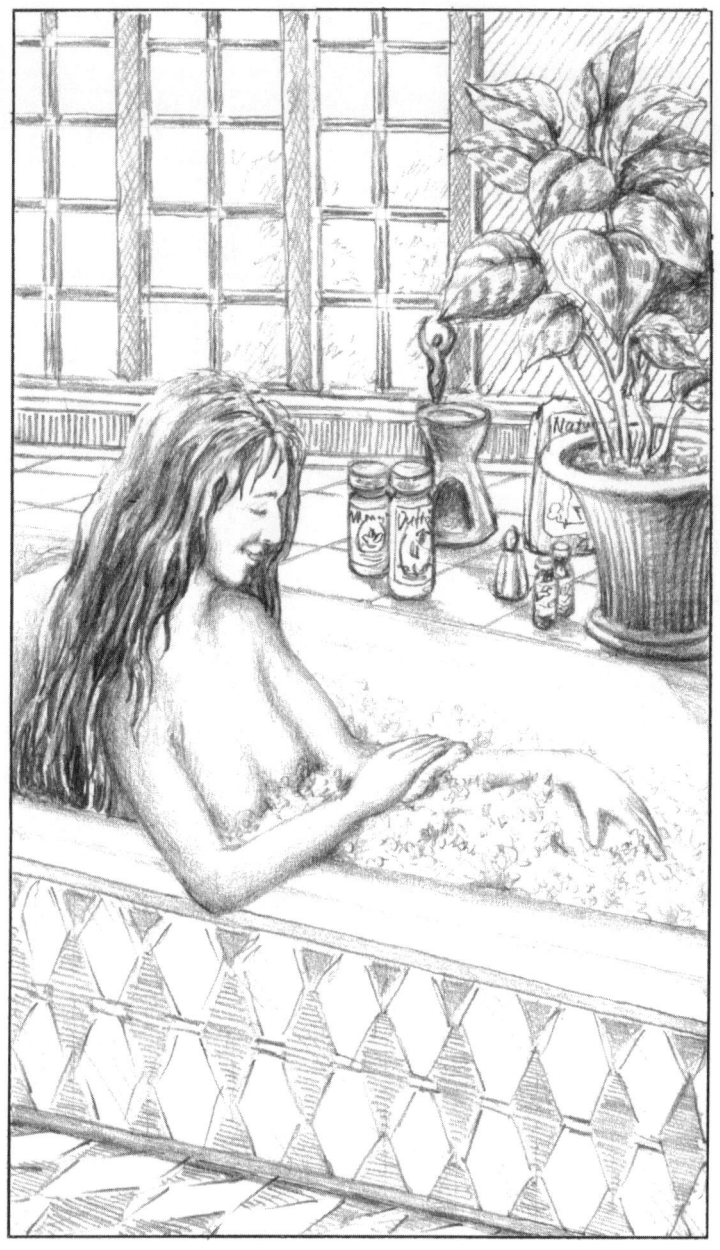

51

Hautpflegendes Bad

Geranie	Neroli
Kamille	Orange
Rose	Schafgarbe

Sinnliches Abendbad

Ylang-Ylang
Sandelholz
Rose
Vetiver
Linaloeholz

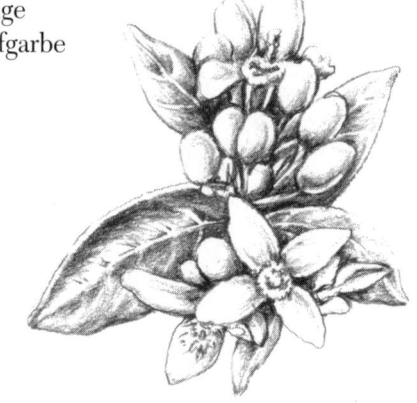

Rezept: Bad für zwei

Sandelholz	6 Tropfen
Ylang-Ylang	3 Tropfen
Neroli	4 Tropfen

Die ätherischen Öle mit 3 Eßlöffeln Honig und 2 Eßlöffeln Sahne verrühren.

Kinderbad

Honigöl
Kamille
Mandarine
Neroli

Rezept Bad Alisa

Kamille	6 Tropfen
Neroli	2 Tropfen

In 3 Eßlöffeln Honig und 1 Eßlöffel Sahne verrühren.

Cellulitisbad

Wacholder	Rosmarin
Fenchel	Lavendel
Zypresse	Zitrone
Orange	

Rezept:

Wacholder	5 Tropfen
Orange	3 Tropfen
Zypresse	3 Tropfen
Zitrone	3 Tropfen

In 2 Eßlöffeln Honig verrühren.

Zweimal wöchentlich. Dazu Cellulitis-Massageöl. Beides mindestens 6 Monate anwenden.

6. KÖRPER-, MASSAGE- UND GESICHTSÖLE

Die ätherischen Öle verbinden sich sehr gut mit sogenannten fetten Ölen. Das sind Öle, die z. B. auf einem Stück Papier einen bleibenden Fettfleck hinterlassen. Sie entweichen nicht wie die ätherischen Öle in die Luft. Diese fetten Öle bilden eine ideale Grundlage für die Anwendung der ätherischen Öle auf der Haut. Sie sollten jedoch kaltgepreßt und unraffiniert sein. Nur so enthalten sie noch alle wertvollen Heil- und Pflegestoffe für die Haut und dringen tief in diese ein. Von Mineralölen raten wir ab, da diese die Poren der Haut verstopfen.

Süßes Mandelöl pflegt und nährt die Haut. Eignet sich für alle Hauttypen von der Baby- bis zur Altershaut.

Haselnußöl ist besonders gut für strapazierte und trockene Haut.

Jojobaöl wird aus der Nuß eines kleinen Busches, der in der Wüste der USA und in Mexiko wächst, gepreßt. Dieses Öl wird nicht ranzig, da es eigentlich ein flüssiges Wachs ist. Dringt sehr gut in die Haut ein, regeneriert diese und reguliert die Hautfeuchtigkeit.

Weizenkeimöl enthält sehr viel Vitamin E. Ernährt und pflegt die Haut. Gut zum Mischen mit den anderen Ölen. Auch als Packung zur Regeneration der Haut.

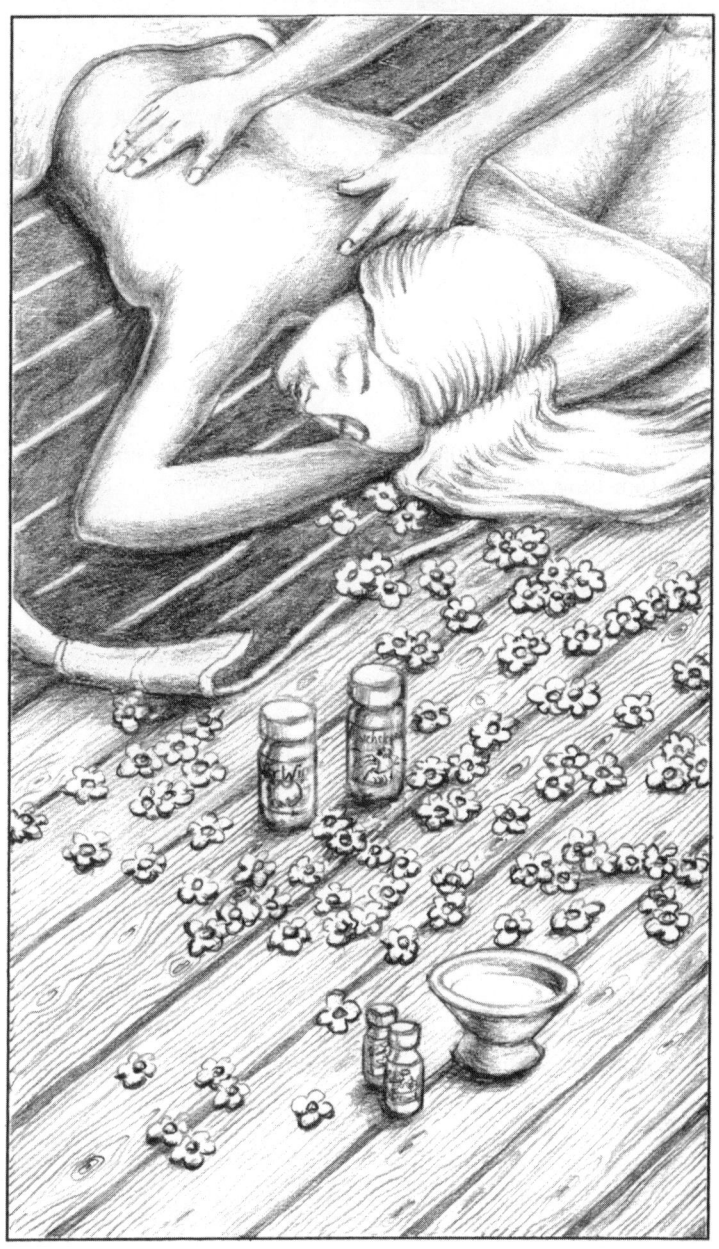

Zum Mischen von Körper-, Gesichts- oder Massageölen wählen Sie eines der oben beschriebenen Basisöle (Sie können sie auch miteinander mischen) und fügen ätherische Öle hinzu. Schütteln – fertig. Auf 100 ml Basisöl geben Sie 15–25 Tropfen ätherisches Öl. Einzeln oder in Mischung.

Hier einige Anregungen:

Massageöl

anregend, durchblutungsfördernd, bei Verspannungen, Muskelverhärtung

Rosmarin	Lavendel
Wiesenkönigin	Wacholder
Zitrone	Eisenkraut

Rezept:

Wacholder	4 Tropfen
Rosmarin	2 Tropfen
Wiesenkönigin	5 Tropfen
Lavendel	2 Tropfen
Zitrone	4 Tropfen

auf 50 ml Mandelöl.

Massageöl

entspannend, beruhigend, ausgleichend

Bergamotte	Lavendel
Kamille	Melisse
Petit Grain	Geranie
Rose	Majoran

Sinnliches Körperöl

zum Wohlfühlen und zur Hautpflege:
Rose, Neroli, Jasmin (von diesem Öl reichen 1–2 Tropfen auf
100 ml Basisöl)
Sandelholz, Orange, Vetiver, Ylang-Ylang

Rezept:

Jasmin	1 Tropfen
Rose	2 Tropfen
Sandelholz	5 Tropfen
Bergamotte	3 Tropfen

auf 50 ml Mandelöl.

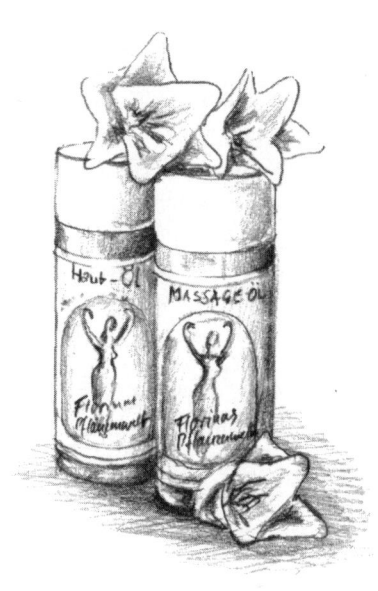

Körperöl für Schwangere

zur Vorbeugung von Schwangerschaftsstreifen, zur Erhaltung der Elastizität der Haut.

Rezept:

Linaloeholzöl 5 Tropfen und Rosenöl 3 Tropfen in 100 ml Haselnußöl verschütteln. Zweimal wöchentlich einmassieren.

Körperöl bei Cellulitis

Orangenöl 25 Tropfen, Zypresse 6 Tropfen, Jojobaöl 50 ml und Weizenkeimöl 50 ml gut miteinander verschütteln. Zweimal wöchentlich einmassieren. Dazu das Cellulitis-Bad.

Gesichtsöle

können für jeden Hauttyp und jedes Hautproblem individuell gemischt werden. Die beste Grundlage ist Jojobaöl mit einem geringen Anteil Weizenkeimöl. Diese individuell zusammengestellten Öle sind sehr hochwertige Hautpflegepräparate. Sie werden über ihre Wirkung erstaunt sein.

Folgende ätherische Öle eignen sich für die spezifischen Hauttypen:

Normale Haut: Rose, Kamille, Neroli, Lavendel, Bergamotte, Jasmin, Benzoe, Geranie

Trockene Haut: Rose, Kamille, Sandelholz, Grapefruit, Geranie, Ylang-Ylang, Orange, Vetiver

Fette Haut: Minze, Patchouli, Rose, Zitrone, Wacholder, Geranie, Lavendel, Zypresse, Bergamotte, Rosmarin

Gereizte Haut: Kamille, Rose, Schafgarbe, Neroli, Benzoe

Reife Haut: Weihrauch, Rose, Neroli, Vetiver, Lavendel, Linaloeholz, Sandelholz

Rezept: Gesichtsöl für reife Haut

Weihrauch	7 Tropfen
Lavendel	5 Tropfen
Neroli	3 Tropfen
Vetiver	1 Tropfen

in 50 ml Jojobaöl verschütteln.

Entzündete Haut: Kamille, Rose, Geranie, Sandelholz, Neroli, Schafgarbe

Akne: Kamille, Lavendel, Patchouli, Rose, Zitrone, Cajeput, Eukalyptus

Rezept: gegen entzündete und gereizte Haut

Kamille (blau)	7 Tropfen
Rose	5 Tropfen
Schafgarbe	4 Tropfen

in 50 ml Jojobaöl verschütteln.

Körperöl für den Herrn

Bergamotte, Myrte, Rosenholz, Sandelholz, Eisenkraut, Zeder, Zitrone, Linaloeholz, Hoblätteröl, Tonka

Rezept:

Sandelholz	7 Tropfen
Vetiver	1 Tropfen
Geranie	4 Tropfen
Bergamotte	4 Tropfen

in 50 ml Jojobaöl verschütteln.

Massageöl zur Durchblutungsförderung

Wacholder	5 Tropfen
Rosmarin	4 Tropfen
Wiesenkönigin	4 Tropfen
Lavendel	5 Tropfen
Meerkiefer	5 Tropfen
Zitrone	4 Tropfen

in 50 ml Jojobaöl verschütteln.

Einige Menschen reagieren allergisch auf Zitrusöle. Bitte machen Sie vor der ersten Anwendung dieser Öle einen Test in der Ellenbeuge mit dem unvermischten Öl.

7. PARFÜMS

Ein Parfüm kann Ihre persönliche Ausstrahlung unterstreichen. Sein Duft beeinflußt Ihre Stimmung und Ihr Wohlbefinden. Verwöhnen Sie sich mit einem persönlichen Naturparfüm. Fast alle käuflichen Parfüms sind aus synthetischen Duftstoffen zusammengesetzt.

Mit den reinen ätherischen Ölen, den natürlichen Duftstoffen aus den Pflanzen, können Sie sich selbst ein natürliches Parfüm mischen, das sich mit Ihrem eigenen Körperduft, mit Ihrer eigenen natürlichen Sinnlichkeit und Lebensfreude verbindet.

Sie können die ätherischen Öle einzeln oder in Mischungen verwenden. Eine gute Grundlage ist das Jojobaöl. Es hält den Duft für lange Zeit auf der Haut und ist außerdem sehr hautpflegend.

Auf 10 ml Jojobaöl geben Sie ca. 25–30 Tropfen ätherisches Öl. Sie können praktisch alle ätherischen Öle für Ihre Mischungen verwenden. Ihrer Phantasie sind keine Grenzen gesetzt. Lassen Sie Ihr Parfüm ca. zwei Wochen reifen. Erst nach dieser Zeit sind alle verschiedenen Öle „zusammengewachsen".

Folgende Öle eignen sich besonders gut für Parfüms; wählen Sie zu Beginn Ihrer Parfümexperimente zuerst aus dieser Gruppe: Bergamotte, Eisenkraut, Geranie, Jasmin, Rose, Mandarine Neroli (Orangenblüte), Petit Grain (Blätter des Bitterorangenbaumes), Sandelholz, Zeder, Ylang-Ylang.

Für Herrenparfüms eignen sich:

Bergamotte, Eisenkraut, Lavendel, Lemongrass, Meerkiefer, Muskatellersalbei, Sandelholz, Zeder, Linaloeholz, Hoblätter.

61

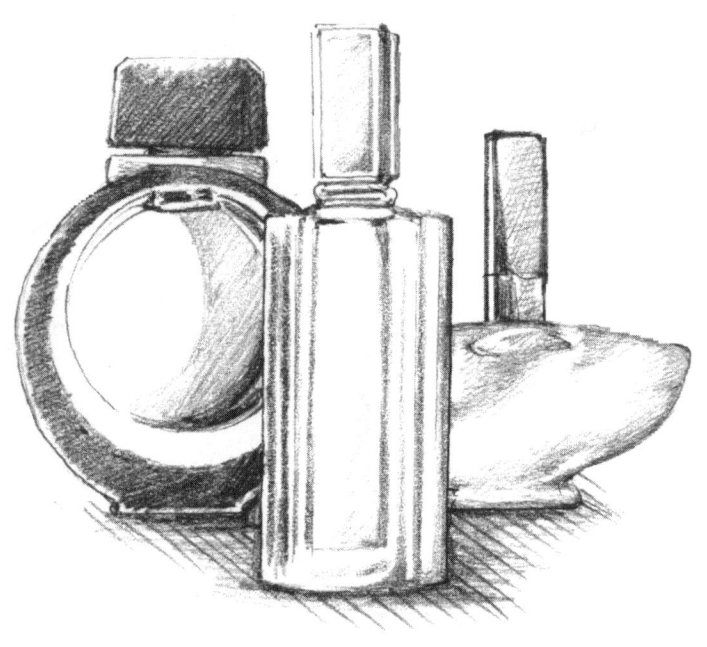

Rezepte für Parfümmischungen

blumig-warm

Patchouli   10 Tropfen
Geranie   10 Tropfen
Bergamotte   10 Tropfen
mit 10 ml Jojobaöl verschütteln.

sinnlich

Eisenkraut   2 Tropfen
Jasmin   2 Tropfen
Grapefruit   5 Tropfen
Tuberose   3 Tropfen
Bergamotte   3 Tropfen
Eichenmoos   2 Tropfen
mit 8 ml Jojobaöl verschütteln.

apart

Sandelholz   2 Tropfen
Zeder   1 Tropfen
Tuberose   3 Tropfen
Bergamotte   3 Tropfen
Orange   3 Tropfen
Rose   1 Tropfen
Eisenkraut   1 Tropfen
Ingwer   1 Tropfen
mit 8 ml Jojobaöl verschütteln.

würzig-harzig

Eichenmoos	2 Tropfen
Zeder	3 Tropfen
Latschenkiefer	1 Tropfen
Petit Grain	3 Tropfen
Myrte	2 Tropfen
Rose	1 Tropfen
Eisenkraut	1 Tropfen
Vetiver	1 Tropfen

mit 8 ml Jojobaöl verschütteln.

Leitfaden für den Kauf von ätherischen Ölen

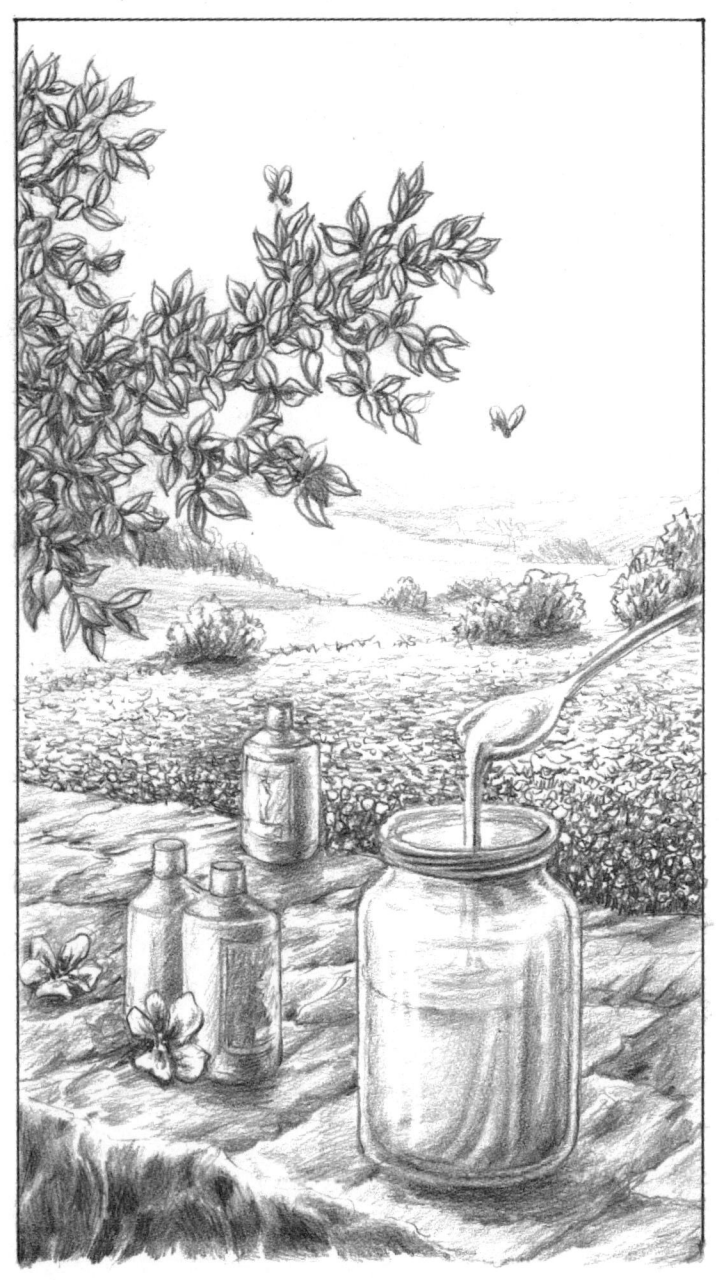

Ständig erscheinen neue Anbieter von ätherischen Ölen auf dem Markt, von denen jeder seine Öle als rein, natürlich und unvermischt anpreist. Bei dem größten Teil der angebotenen Ware handelt es sich um vermischte, synthetische und minderwertige Essenzen, von denen keine Heilwirkung zu erwarten ist. Deshalb ist es wichtig, nur allerreinste Qualitätsöle gerade zum Heilen und Helfen zu verwenden. Das Geschäft mit den ätherischen Ölen boomt, billige Fälschungen sind leicht zu erwerben und mit Gewinn als reine Essenzen zu verkaufen. Selbst eine geschulte Nase kann eine Fälschung manchmal nicht erkennen. Die einzige Möglichkeit bietet hier nur das analytische Verfahren mit Gaschromathographie und Massaenspektralanalyse. Ein Laie kann leicht „an der Nase herumgeführt werden". Hier einige Kriterien zur Auswahl von Firmen Ihres Vertrauens und reinen Ölen: Prüfen Sie Etikett, Preisliste und Informationsmaterial der Firma.

Deklaration

Folgende Angaben sollten sich auf dem Etikett befinden:

- deutscher und vollständiger botanischer Name
- Ursprungsland
- Handelt es sich um ein 100 % reines ätherisches Öl?
- Wenn nein, mit was ist es verdünnt? Prozentangabe
- Teil der Pflanze, aus dem das Öl gewonnen wird
- Gewinnungsverfahren (Ist es ein Absolue, ein Extrakt oder ein Resinoid?)
- Qualität (konventioneller, kontrolliert biologischer Anbau, Wildsammlung, kontrollierte Wildsammlung)
- zur Wohnraumaromatisierung, kindersicher aufbewahren
- Adresse des Herstellers

Folgende Essenzen gibt es nur synthetisch
Veilchenblüte, Grüner Apfel, Mandelblüte, Pfirsich, Erdbeere, Maiglöckchen, Lilie, Lotus, Kokos, Farn, Flieder, Freesie, Geißblatt.

Verpackung
Die ätherischen Öle sind lichtempfindlich und sollten in braunen, blauen oder Opalglasflaschen abgefüllt sein, denn ansonsten verlieren sie sehr schnell an Qualität.

KLEINE HAUSAPOTHEKE MIT ÄTHERISCHEN ÖLEN

Ätherische Öle sind hochkonzentrierte Substanzen, die mit Vorsicht verwendet werden sollten. Tragen Sie ätherische Öle – bis auf wenige Ausnahmen – nie unverdünnt auf die Haut auf. Vermeiden Sie Kontakt mit den Schleimhäuten, besonders mit den Augen. Die Behandlung von Krankheiten mit ätherischen Ölen gehört in die Hände erfahrener Aromatherapeuten.

Folgende Anwendungen sind, richtig dosiert, jedoch problemfrei und hilfreich.

Erkältung

Hier helfen Inhalationen, Bäder und Einreibungen.

Rezept: Trockene Inhalation

Eukalyptus	20 Tropfen
Minze	10 Tropfen
Tea Tree	10 Tropfen

Geben Sie von dieser Mischung ca. 5 Tropfen auf ein Taschentuch. Halten Sie dies vor die Nase und atmen Sie tief ein. Mehrmals täglich wiederholen.

Rezept: Massageöl bei Erkältung

Sandelholz	3 Tropfen
Myrte	3 Tropfen
Nanaminze	4 Tropfen
Eukalyptus	5 Tropfen

Gut verschütteln in 20 ml Sesam- oder Mandelöl. Brust und oberen Rücken gut einreiben.

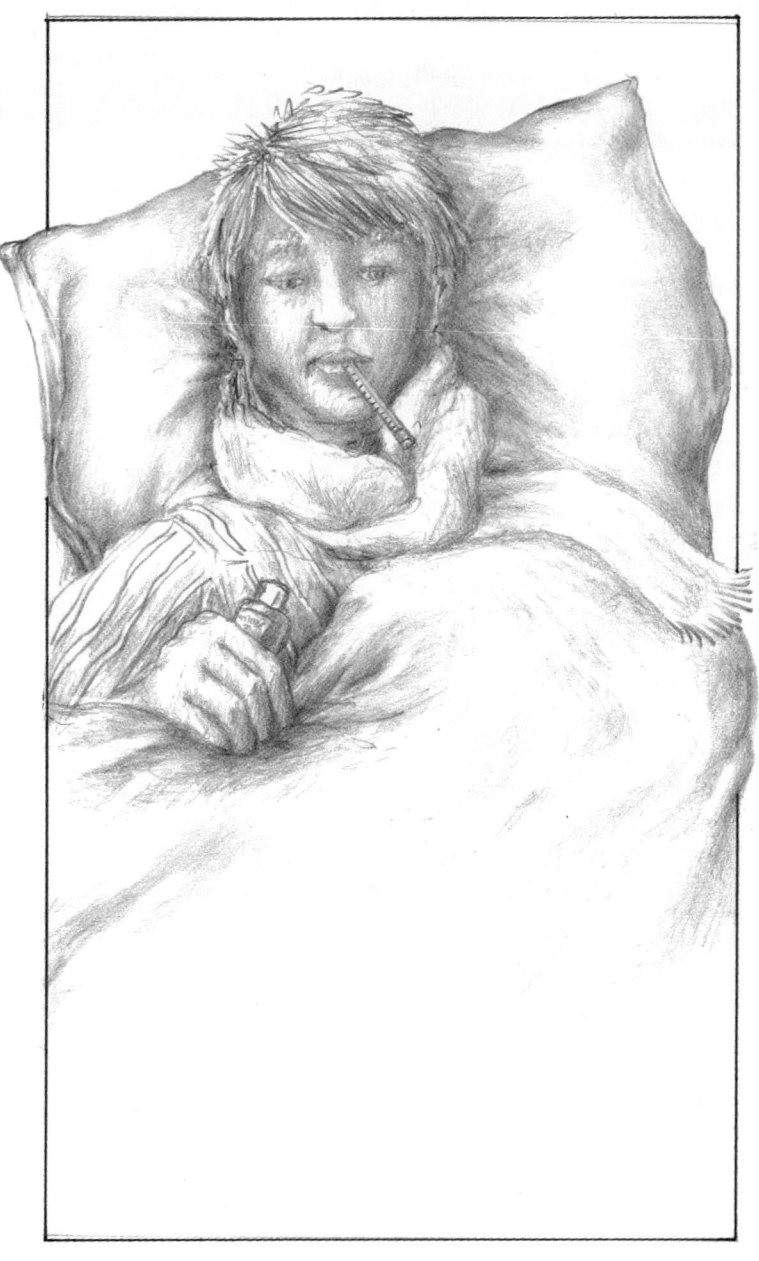

Muskelverspannungen und Krämpfe

Rezept: Massageöl

Majoran	10 Tropfen
Römische Kamille	5 Tropfen
Wiesenkönigin	5 Tropfen

Gut verschütteln in 50 ml Sesam- oder Erdnußöl.

Rezept: Massageöl bei Muskelkater

Wacholder	10 Tropfen
Lavendel	10 Tropfen
Majoran	5 Tropfen
Rosmarin	5 Tropfen

Gut verschütteln in 100 ml Mandelöl.

Kopfschmerzen

Nanaminze	5 Tropfen
Römische Kamille	3 Tropfen

Gut verschütteln in 5 ml Mandel- oder Distelöl. Schläfen, Stirn und Nacken leicht massieren.

Insektenstiche und leichte Verbrennungen

Sofort mit Lavendelöl betupfen.

Reiseübelkeit

Pfefferminze	10 Tropfen
Ingwer	10 Tropfen

3–4 Tropfen auf ein Taschentuch geben und einatmen. Mehrmals wiederholen.

Verstopfung, Blähungen, Verdauungsstörungen

Rezept: Massageöl

Fenchel   1 Tropfen
Anis   1 Tropfen
Römische Kamille   3 Tropfen

Gut verschütteln in 5 ml Johanniskrautöl. Zur entspannenden Bauchmassage um den Nabel im Uhrzeigersinn einreiben.

KOCHEN MIT ÄTHERISCHEN ÖLEN

Halten Sie sich einmal die Nase beim Essen zu. Sie werden bald merken, daß es eigentlich egal ist, ob Sie Sellerie oder Apfel, Vanilleeis oder Zitroneneis, Kaffee oder Kakao trinken. Die eigentliche Freude am Essen hängt in erster Linie vom Riechen ab. Unsere Geschmacksnerven können nämlich nur 4 Grundqualitäten unterscheiden: süß, sauer, bitter, salzig. Für all die weiteren feinen Nuancen des Geschmacks ist unsere Nase zuständig.

Mundhöhle und Nase stehen miteinander in Verbindung und ein kleiner Teil der Duftstoffe im Essen gelangt durch den Rachenraum ans Riechepithel in der Nase. Bevor wir den ersten Bissen in den Mund schieben, hat unsere Nase schon „gegessen", d.h. das Essen erschnuppert und die Düfte erfaßt. Reflektorisch werden über das Dufterlebnis Speichel- und Verdauungssaftproduktion angeregt. Ein auf die Speisen abgestimmter Magensaft wird produziert. So ist die Nase wie der Zündschlüssel im Auto, durch den der Motor angeworfen wird, d. h. der Magen.

Die alten Ägypter haben übrigens als Aperitif den Duftbecher serviert. Ein Becher, gefüllt mit duftenden Kräutern und Ölen, wurde als erster Gang eines Mahles herumgereicht. Er war gefüllt mit Kräutern, deren Duft besonders den Appetit weckt und die Magensäfte anregt.

Es läuft Ihnen doch sicher beim Duft eines Bratens oder einer Gemüsesuppe schon das Wasser im Mund zusammen. Genießen Sie den Duft der Speisen, lassen Sie sich von ihm anregen – Ihrer Verdauung zuliebe.

Sie können mit ätherischen Ölen, den Duft- und Aromastoffen aus den Pflanzen, Ihre Speisen aromatischer und bekömmlicher machen. Die duftenden Essenzen können in der Winterzeit frische Kräut ersetzen.

76

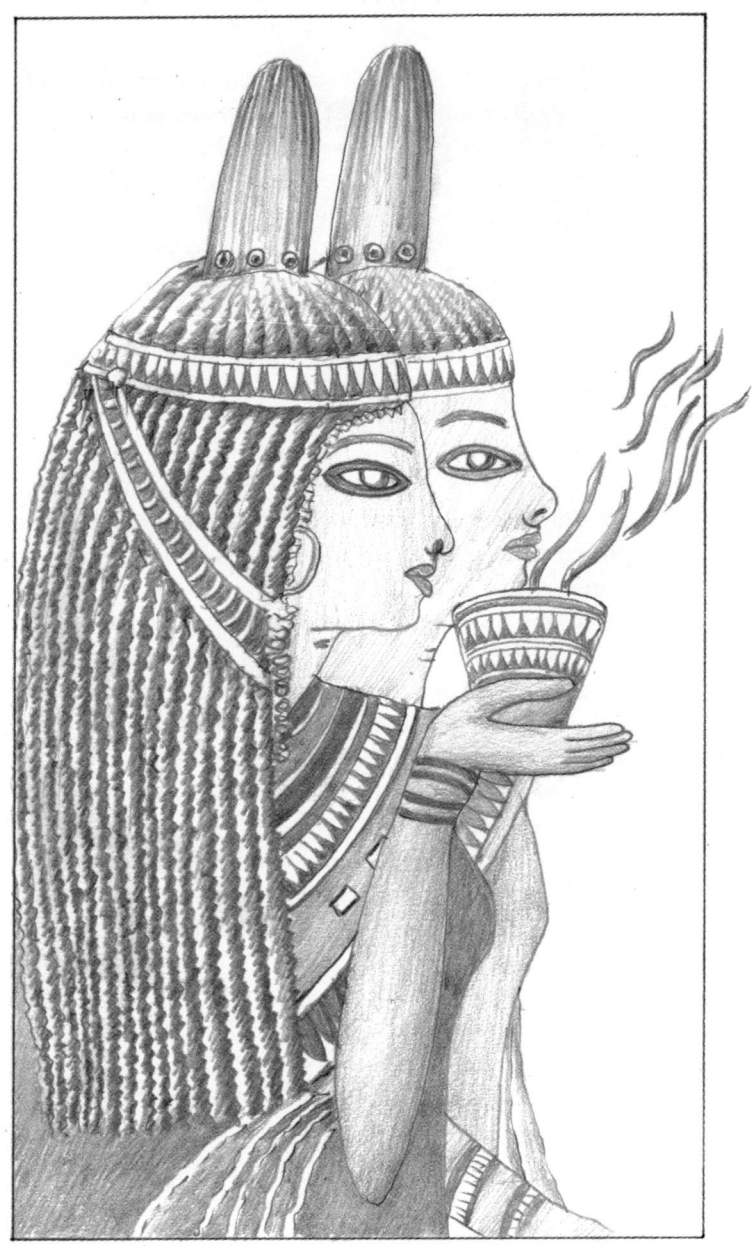

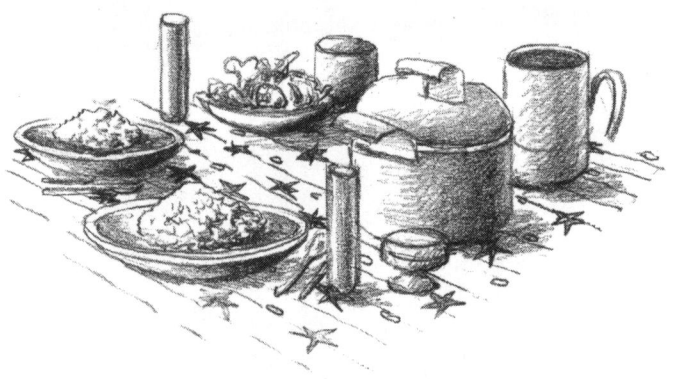

Probieren Sie einmal reine Öle in Ihrer Küche aus, sie sind eine wunderbare Alternative zu den sonst angebotenen synthetischen Aromastoffen.

Bitte beachten Sie, daß Sie nur einige Tropfen brauchen, um eine große Menge Speisen zu würzen und zu aromatisieren.

Verrühren Sie die Essenzen gut in einer der Basen, die Sie je nach Speise auswählen. Diese Mischung können Sie dann weiterverarbeiten.

Ätherische Öle zum Kochen vorher mischen in:
- fettem Öl (Sonnenblumen-, Oliven-, Sesamöl, z. B. für Salate)
- Honig (Akazien-, Lindenblütenhonig für Süßspeisen)
- Ahornsirup (für Süßspeisen, exotische Küche)
- Butter (für Kräuterbutter, Fisch, Fleisch)
- Eigelb (für Saucen, Eis, Süßspeisen)
- Sahne (für Quark-, Joghurtsüßspeisen)
- Joghurt (mit einem Handmixer verquirlen)
- Mayonnaise (für Salatdressing, Eierspeisen)
- Essig (Kräutersenf)
- Salz (in einem Schraubglas verschütteln)
- Alkohol (für Liköre, Magenbitter, Schnäpse)
- Avocado (mit einer Gabel zu Mus zerdrücken, für Salate und kalte Platten)

Im folgenden einige Tips und Anregungen für Ihre feine Küche mit ätherischen Ölen.

Quarkspeisen, Joghurts, Pudding
Eine Süßspeise für 4 Personen benötigt nur 1–3 Tropfen ätherisches Öl.

Grapefruit-Quark
500 g Quark

¼ l Sahne	3–4 Eßlöffel Honig
¼ l Milch	2 Tropfen Grapefruitöl

Verrühren Sie das Öl mit dem Honig. Vermengen Sie mit dem Rührgerät Quark, Milch und den aromatisierten Honig. Die geschlagene Sahne unterheben.

Salatöl
Mit einigen Tropfen verschiedener ätherischer Öle und einem neutralen, guten Salatöl (Sonnenblumenöl, Distelöl, Olivenöl) können Sie einen Liter aromatisches Salatöl herstellen. Es eignen sich dazu besonders die Öle aus: Bohnenkraut, Estragon, Fenchel, Kreuzkümmel, Rosmarin, Salbei, Zitrone.

Rezept:
Ätherische Öle aus

Estragon	10 Tropfen
Rosmarin	3 Tropfen
Zitrone	10 Tropfen

auf 1 Liter Olivenöl geben, verschütteln.

Aromatische Honige
Wie wäre es mit einem Orangenblütenhonig auf Ihr Frühstücksbrötchen? Oder einem Mandarinenhonig? Aromatisieren Sie flüssigen Honig mit einigen Tropfen ätherischem Öl. Auf 1 Pfund ca. 3–5 Tropfen.

Aromatischer Tee

Sie können mit einem neutralen Schwarztee und einigen Tropfen ätherischem Öl selbst einen aromatischen Tee herstellen. Der bekannte Earl Grey Tee wird mit Bergamotteöl aromatisiert. Geben Sie einige Tropfen ätherisches Öl auf ca. 100 g schwarzen Tee, verschütteln Sie alles gut in einem Schraubglas. Lassen Sie den Tee ca. 2 Wochen ziehen, schütteln Sie gelegentlich das Glas. Oder geben Sie 1 Tropfen ätherisches Öl in die Teekanne. Gießen Sie den schwarzen Tee ein, schwenken Sie etwas die Kanne und schenken Sie ein.

Die wichtigsten ätherischen Öle und ihre Heilwirkung

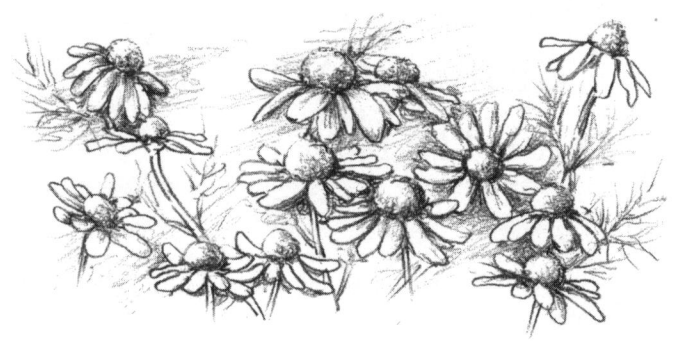

Angelikawurzel	verdauungsanregend, schleimlösend, abwehrsteigernd
Anissamen	schleimlösend, krampflösend, blähungswidrig, zum Kochen
Basilikum	antidepressiv, nervenstärkend, krampflösend, blähungswidrig, zum Kochen
Benzoe	nervenstärkend, entzündungshemmend, wundheilend
Bay	beruhigend, antiseptisch bei Erkältungen
Bergamotte	magenstärkend, stimmungshebend, hautpflegend
Birkenholz	antirheumatisch, löst Muskelschmerzen, harnsäurelösend
Bohnenkraut	nervenstärkend, krampflösend, blähungswidrig, zum Kochen
Cajeput	antiseptisch bei Erkältung, Grippe, Bronchitis
Cistrose	chronische Hauterkrankungen, entstaut die Lymphe
Clementine	stimmungshebend, appetitanregend, zum Kochen
Dill	blähungswidrig, krampfstillend, milchbildend, zum Kochen

Douglasie	nervenstärkend, antiseptisch auf die Atemwege, hautdurchblutungsfördernd
Eichenmoos	entspannend, Basisnote für Naturparfüms
Eisenkraut (Verbena)	magenstärkend, löst Depressionen, anregend, erfrischend
Estragon	verdauungsfördernd, krampflösend, zum Kochen
Eukalyptus	antiseptisch bei Erkältung und Grippe
Fenchel	blähungswidrig, verdauungsanregend, krampflösend, milchbildend, zum Kochen
Fichtennadeln	schleimlösend, vertieft die Atmung, luftreinigend, stärkend
Galbanum	zieht Eiter aus Abszessen und Furunkeln, bei unreiner Haut, verdauungsfördernd
Geranie	Antidepressivum, hautpflegend, antiseptisch
Hoblätter	entspannt die Muskulatur, antiseptisch
Honig	abwehrsteigernd, magenstärkend, zum Kochen
Immortelle	blutreinigend, chronische Haut-erkrankungen, entzündungshemmend
Ingwer	magenstärkend, erwärmend, abwehrsteigernd, zum Kochen

84

Jasmin	sinnlich-anregend, Herznote für Naturparfüms
Kakao	stimmungshebend, appetitanregend, zum Kochen
Kamille, blau	entzündungshemmend, hautpflegend zur Wundbehandlung
Kamille, römisch	Allergien, ausgleichend bei Ärger, hautpflegend
Kampfer	antiseptisch bei Erkältungskrankheiten durchblutungsfördernd, nervenstärkend
Karottensamen	hautpflegend, leber- und gallewirksam, blutbildend, milchbildend, zum Kochen
Koriander	stärkend und ausgleichend bei Reizbarkeit und Streß, magenstärkend, krampflösend, verdauungsfördernd, zum Kochen
Kreuzkümmel	magenstärkend, verdauungsfördernd, entkrampfend, blähungswidrig, zum Kochen

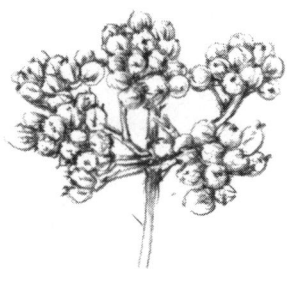

Latschenkiefer antiseptisch und schleimlösend bei Erkältungskrankheiten, vertieft Atmung, fördert Entgiftung über Haut

Lavendel nervenstärkend, wundheilend, abwehrsteigernd, herzstärkend

Lemongrass macht wach, stärkt Konzentration antiseptisch, verdauungsfördernd

Limette erfrischend, erheiternd, antiseptisch strafft Haut und Bindegewebe, zum Kochen

Linaloeholz beruhigend, entspannend, hautpflegend

Majoran entspannend, beruhigend, krampflösend, verdauungsanregend

Mandarine anregend, erheiternd, muskelentspannend, verdauungsfördernd, zum Kochen

Meerkiefer antiseptisch und schleimlösend bei Erkältung, durchblutungsfördernd, Rheuma, Hauterkrankungen

Melisse antiviral, herzstärkend, nervenstärkend, kreislaufstärkend

Minze anregend, erfrischend, löst Kopfschmerzen, Verdauungsbeschwerden

Muskatnuß chronischer Durchfall, Darminfektionen, Blähungen, zum Kochen

Muskateller-salbei	entspannend, inspirierend, antiseptisch, entkrampfend
Myrte	antiseptisch und schleimlösend, bei Erkältungskrankheiten, psychisch ausgleichend
Nanaminze	antidepressiv, erfrischend, löst Kopfschmerzen
Nelkenblätter	antiseptisch, krampflösend. blähungswidrig, hält Insekten fern, zum Kochen
Neroli	stärkend bei psychischen Schwäche-zuständen, Schock, Nervenüberreizung
Niaouli	antiseptisch auf Atemwege und ableitende Harnwege, wundheilend, durchblutungsfördernd
Orange	hautpflegend, appetitanregend, erheiternd, verdauungsanregend, zum Kochen
Oregano	antiseptisch, antiviral, magenstärkend, krampflösend
Pampelmuse (Grapefruit)	antidepressiv, hautpflegend bei fetter Haut, zum Kochen
Patchouli	wundheilend, Basisnote für Naturparfüms
Petit Grain	erfrischend, ausgleichend, hautpflegend

Pfeffer   antiseptisch, erwärmend, magenstärkend, zum Kochen

Rose   harmonisierend, herzstärkend, hautpflegend, wundheilend

Rosmarin   kreislaufanregend, hautdurchblutend, bei niedrigem Blutdruck, menstruationsfördernd

Salbei   antiseptisch bei Erkältungen, Mundschleimhautentzündungen, schweißhemmend

Sandelholz   seelisch-ausgleichend, sinnlich-anregend, erwärmend, antiseptisch auf die Harnwege, Halsentzündung

Santolin   verdauungsfördernd, erwärmend, krampflösend, durchblutungsfördernd

Schafgarbe   seelisch-ausgleichend, magenstärkend, krampflösend, entzündungshemmend, wundheilend

Thymian   antiseptisch, auswurffördernd, krampflösend auf die Atemwege

Tee-Trea   antiseptisch bei Erkältungen und Pilzerkrankungen, abwehrsteigernd

Vanille   hautpflegend, psychisch ausgleichend, menstruationsfördernd, zum Kochen

Vetiver   bei Nervosität, erotisierend,
                       hautregenerierend

Wacholderbeere   durchblutungsfördernd bei Rheuma,
                       Muskelverhärtungen, nierenwirksam,
                       zum Kochen

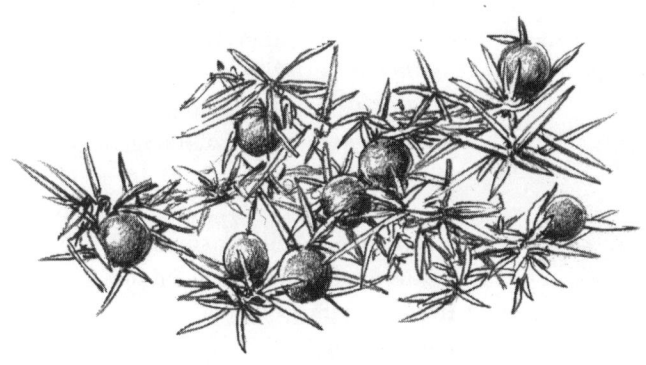

Weihrauch   aufbauend und stärkend,
                       hautregenerierend

Wiesenkönigin   harnsäurelösend, Muskelverspannungen,
                       Muskelkater, Rheuma, Gicht

Ylang-Ylang   sinnlich-anregend, Antidepressivum,
                       hautpflegend

Ysop   schleimlösend, antiseptisch,
                       krampflösend, herzstärkend,
                       konzentrationsfördernd

Zeder   antiseptisch auf Atemwege,
                       Hauterkrankungen, psychisch aufbauend

89

Zirbelkiefer   psychisch stärkend, luftreinigend,
schleimlösend und antiseptisch auf
Atemwege

Zimt   antiseptisch, krampflösend,
adstringierend, menstruationsfördernd,
harmonisierend, erwärmend,
zum Kochen

Zitrone   anregend, konzentrationsfördernd,
erfrischend, abwehrsteigernd,
hautpflegend, magenstärkend,
zum Kochen

Zypresse   adstringierend, blutungsstillend,
antiseptisch, Hämorrhoiden,
Krampfadern,
krampflösend bei Husten

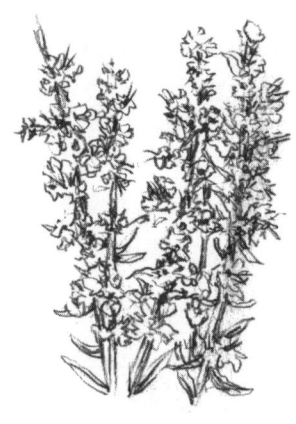

SUSANNE FISCHER-RIZZI

Susanne Fischer-Rizzi, 1953 in Stuttgart geboren, studierte zunächst Philosophie, bevor sie sich der Pflanzenheilkunde zuwandte. Die Heilpraktikerin und gefragte Spezialistin für Kräuterheilkunde und Aromatherapie lernte bei vielen verschiedenen Heilkundigen der tibetischen, ayurvedischen und indianischen Kultur.

Sie schrieb bisher mehrere Bücher über Pflanzenheilkunde und Aromatherapie, die in viele Sprachen übersetzt wurden. Zahlreiche Vorträge und Dokumentationen in Funk und Fernsehen ermöglichten bereits vielen Interessierten einen Einblick in ihre Arbeit. Zur Zeit bildet sie Laien sowie Therapeuten in Aromatherapie und Aromamassage aus.

Weitere Titel von Susanne Fischer-Rizzi

Himmlische Düfte

Aromatherapie, Anwendung wohlriechender Pflanzenessenzen
und ihre Wirkung auf Körper und Seele

260 Seiten mit vielen Abbildungen und Zeichnungen,
durchgehend farbig, Festeinband

Dieses schön illustrierte und sprachlich lebendige Buch ist ein
spannendes und attraktives Werk zum Studieren und Experimen-
tieren für jeden, der sich für ätherische Öle interessiert. Eine Fülle
von Rezepten macht deutlich, daß die Reise ins Reich der Pflanzendüfte eine Abenteuerreise mit vielen anregenden Erlebnissen
ist!

Aroma-Massage

Gesundheit und Wohlgefühl für Körper und Seele

207 Seiten mit ca. 170 z.T. farbigen Abbildungen,
Festeinband

Die Aromamassage verbindet die wohltuende und heilende Wirkung der Massage mit den speziellen Heilkräften duftender Pflan-
zen-Essenzen.
Die Autorin und erfahrene Aromaexpertin stellt in diesem Buch
detailliert zwölf ganz spezielle Aromamassagen vor, bei deren Anwendung durch die heilsame Berührung von Körper und Seele
Verspannungen, Streß und Körperblockaden abgebaut werden.
Eine der schönsten Arten, einander Gesundheit, Wohlbefinden
und Lebensfreude zu schenken.

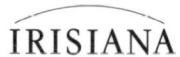

IRISIANA

Poesie der Düfte

Ein Naturparfüm selbst herstellen

150 Seiten mit Abbildungen, Festeinband

Eine Reise voller Poesie in das wunderschöne Land der Düfte: Die Autorin zeigt auf ansprechende Weise, wie man sich ein exakt zum Typ passendes Naturparfüm selbst herstellen kann – eine gelungene Alternative zu den herkömmlichen Synthetikdüften. Darüber hinaus werden die Düfte den ihnen entsprechenden Edelsteinen und Elementen zugeordnet.

Duft und Psyche

Heilende Pflanzendüfte für unser seelisches Gleichgewicht

88 Seiten mit Abbildungen, Festeinband,
zusammen mit 60 vierfarbigen Karten im Schmuckkarton

Susanne Fischer-Rizzi zeigt anhand dieser praktischen Lernhilfe für die Aromatherapie:
- wie man heilende Pflanzendüfte psychologisch gezielt einsetzen kann
- wie die Düfte in Kopf-, Herz- und Basisnoten eingeteilt werden
- wie die Pflanzendüfte den Elementen zugeordnet werden
- eine leicht erlernbare Methode, um für verschiedene Menschentypen und Gemütsstimmungen den passenden Duft zu finden
- mit 60 wunderschönen Pflanzenkarten und kurzem Inspirationstext die »seelischen Duftbotschaften« der Aromapflanzen
- ihre psychologische Anwendung in Wohn- und Arbeitsräumen, als Massage- und Badeöle, als individuelle Parfüms und als ratgebendes »Duft-Tarot«.

Mit ihren außergewöhnlichen Bildern verwandeln die Schweizer Fotografen Dennis Savini und Irène Rüfenacht dieses Kartenset zu einer »Galerie der Düfte«.

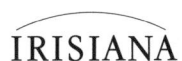

IRISIANA